認知症になっても
人生は終わらない

認知症の私が、認知症のあなたに贈ることば

著 認知症の私たち
協力 NHK取材班

まえがき

認知症の私たちを代表して

丹野智文 Tanno Tomofumi

いまこの本を手にとってくださった方の中には、認知症と診断され、絶望の真っただ中にいらっしゃる方も多いのではないかと思います。

この本は、そんな皆さんへの私たちからのメッセージです。

私は、4年前、認知症と診断されました。調べると、「2年後には寝たきりになる」と書いてありました。その時、認知症イコール終わりだと信じてしまいました。

でも、ある時、あ、この人のようになりたいと思った人がいました。その人は、2年どころか、診断から8年だというのに、元気で生活を楽しんでいました。なんだ、間違いじゃないんだろうかと思って、そうやって生活できるんだと思ったら、とても楽になったのです。

そして、家族以外の人誰かひとりに、自分のことを話すこと。家族だとどうしても迷惑かけちゃいけないなと思うので、言えないんです。言えないことがあるんですけど、家族以外の人だったら言える。

だから、1人でいいんです。1人でもいいから話してみると、何か助けてもらって、じゃもう1人話してみようかなって、どんどんどん広がっていくと思うんですね。

私は、「実はアルツハイマーになったんだ」と、お酒を飲んだときに勢いで言いました。「次に会った時、みんなのこと忘れてたらごめんね」と、冗談交じりで。すると、友人が「大丈夫。お前が忘れても俺たち覚えててあげるから」って言ってくれて、

「定期的に会おうよ」と言ってくれた。もういいや忘れたって。俺が忘れたってみんな覚えててくれるからいいやって思うようになった。それから全然普通に言えるようになった。

世の中には、認知症になると終わりだと言わんばかりのマイナスの情報があふれています。そんな情報に打ちのめされ、絶望のどん底に落とされる。これを称して「早期絶望」という言葉までささやかれています。

でも、認知症と診断される前と変わらず、周囲の人たちと笑いながら暮らしている人がいます。

この本には、認知症と診断されても、前向きに生きるヒントがつまっています。

part 1 届け、私たちの声！

CONTENTS

part 2 認知症の私から認知症のあなたへ

CONTENTS

part 3 私のホンネ

CONTENTS

CONTENTS

part 1

届け、私たちの声！

にんち症になって
も　できることが
たくさんあると思う
これから今まで以上
にやりたいことを
見つけてがんばっていきたい

曽根勝一道

Sonekatsu Kazumichi

「認知症の人」は普通の人です。

樋口直美
Higuchi Naomi

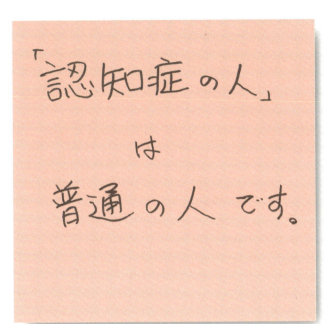

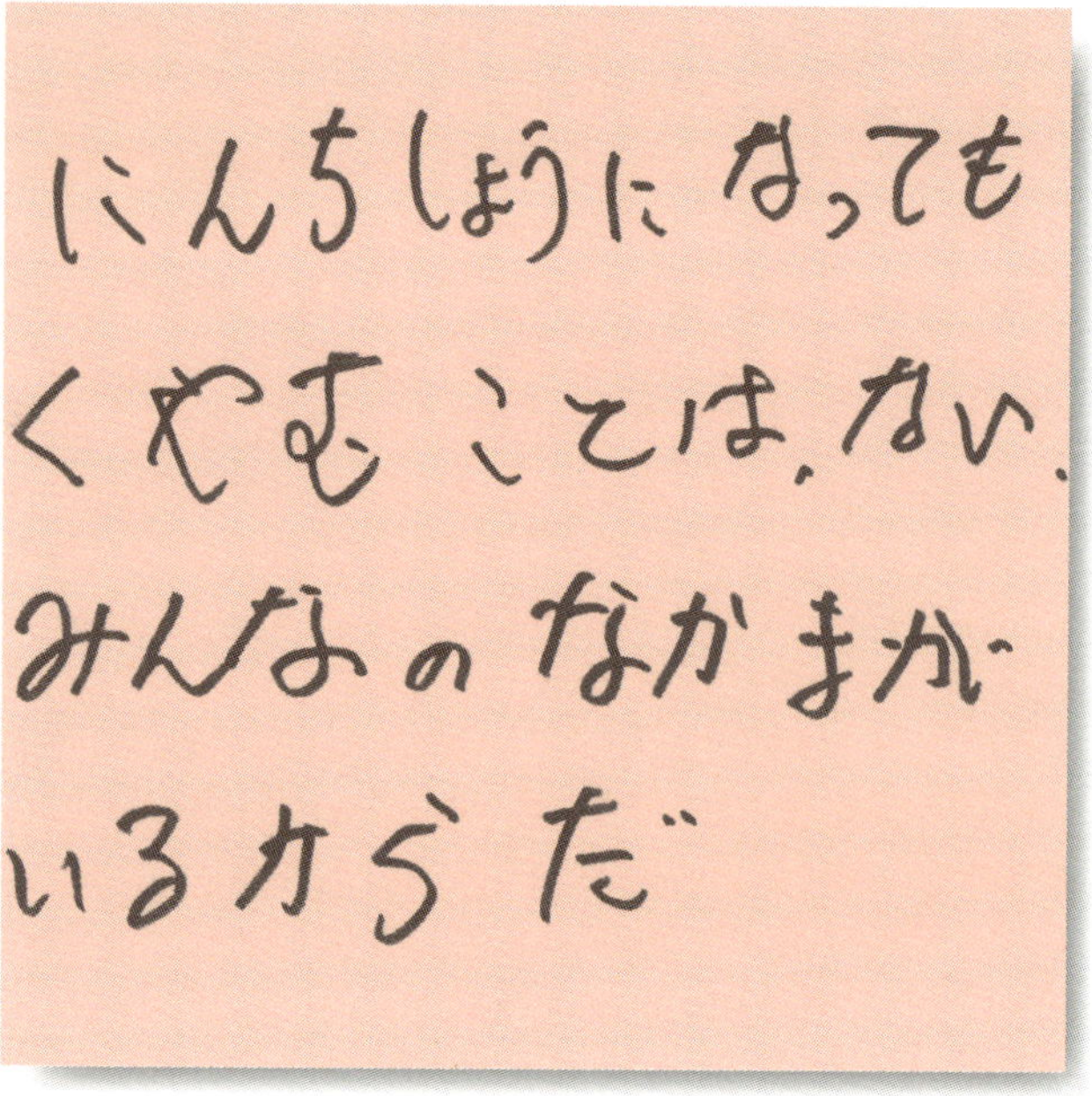
にんちしょうに なっても
くやむ ことは、ない。
みんなの なかまが
いるからだ

杉本欣哉

Sugimoto Kinya

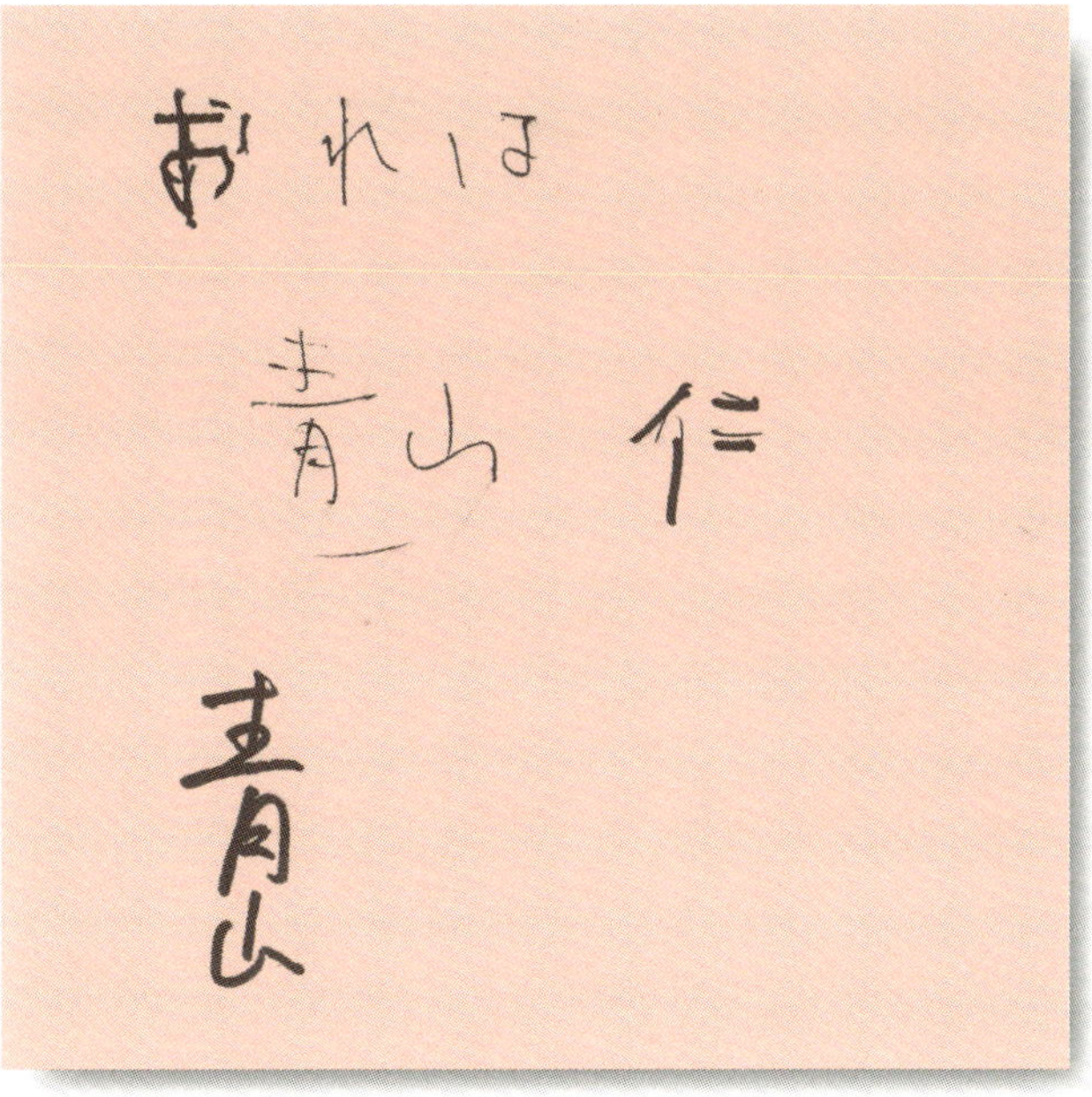

青山仁

Aoyama Hitoshi

出来ることを うばわないで 出来ないことだけ サポートして!!

丹野智文
Tanno Tomofumi

認知症であっても
人間として尊厳を持って
生活・生きて行ける
社会を目指して
一歩一歩着実に活動・
生きて行きたい!!

奥公一
Oku Kouichi

生きるという
意思は固く
心は、やわらかく

福田人志
Fukuda Hitoshi

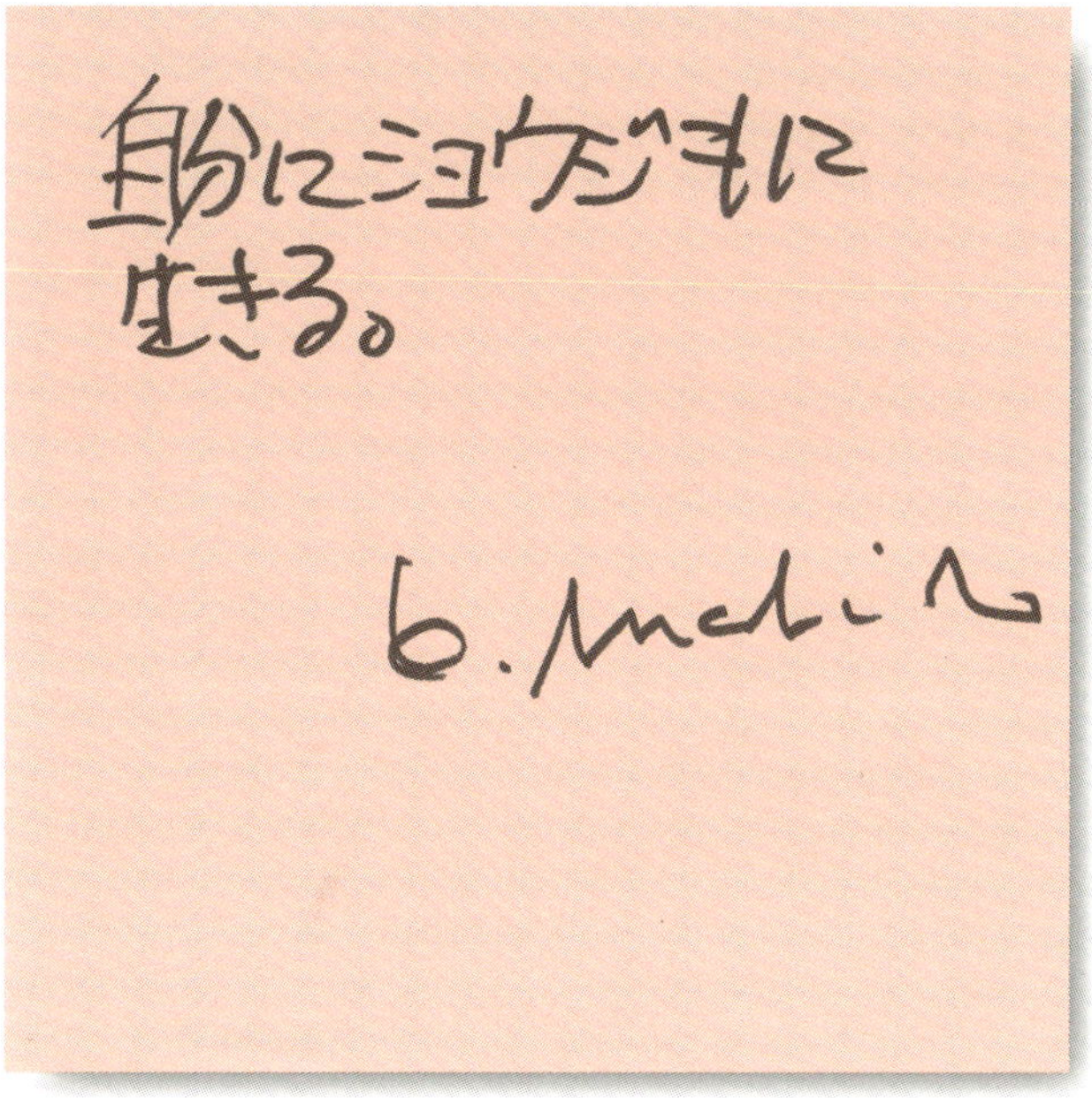

町田克信

Machida Katsunobu

私たち抜きに
私たちのことを
決めないで！

人は人
俺は俺。

憧れ物に
なれるように
頑張って

社会とつながる
場があると、
自信が持てる

自分も
役に立っているんだ
って思いたい

忘れちゃうけど
今、なんとか
なっている。

苦労したけど
今幸せ

にんちしょうになっても
くいはない。
これからが
たのしい世界だ

叱らないで
笑って許して。

一人で住めないけど
がんばろう。

認知症と診断
されただけで、
ポイっと捨てないで

「認知症です」
「あっそうなの」
それくらい普通に

自分が
壊れていく不安に
押しつぶされそうです

うまく 言えないけど
話したいことは
沢山ある。

認知症患者と呼ばないで
Don't call us the sufferers.
認知症と共に生きる人です。
We're living with
dementia.

ゆっくり
待って くれれば
できることは
たくさんある。

認知症に
なっても
人生は終わらない

若かい時はものわすれしなかった
ことはなかったけど年とともに
わすれことがあります
みんな いっしょう

忘れてる
実感がない
ちゃんとおぼえてる

認知症になっても
いつも気持ちを明るく
もって元気よく生きて
いてほしい

忘れる事は おぼえる事

徘徊ではない
目的があって
歩いている

お医者さん
私の顔を見て
話して!!

不便ではあるが
不幸ではない

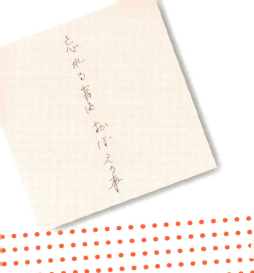

part 2

認知症の私から認知症のあなたへ

認知症になった
あなたに
伝えたいこと。

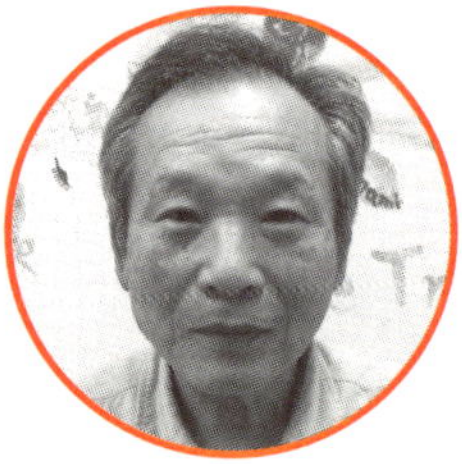

奥公一●75歳

医師から「認知症」との告知を受け、同時に〝後10年も生きられない〟と宣告されただけで病院から放り出される。

自分は一体これからどうすればよいのか。また家族にとってもどう介護すればよいのか、どう生きてゆけばよいのか全く解らず、家族ともども暗中模索の中、只々、苦悩と悲しみと孤独の世界に陥ってしまいます。

しかし、家の中に閉じ籠もり、病を恨み、悲しみ、孤独な暗黒の世界に居るばかりでは、いつまでたっても絶望の淵から這い上がることは出来ません。生きる希望も、生きる喜びも、生きる力さえ無くしてしまいます。

私の経験から言わせて頂ければ、人は、自分一人では絶対に生きてはゆけないものだと思いました。人というのは、仲間と、社会とにつながっていてこそ、生きてゆける、生かされているのだと、心底痛感しました。

仲間と、社会とにつながっていてこそ、生きる喜び、生きる希望が生まれて来ます。

もしあなたが、孤独の中に閉じ籠もっているのなら、今直ぐにでも、行動を起こすことを勧めます。

〝家族の会〟でも〝認知症カフェ〟でも、どこでも良いですから捜し、また、あなたのお住まいの「地域包括支援センター」「あんしん相談室」「社会福祉協議会」などに尋ねてみてください。きっと同じ仲間と出会うことができる場所が、見付かるはずです。

見付かれば、そうです、直ぐにも出かけて見てください。そこには、同じ悩みを持つ仲間が待っています。

そこで、何でも話して下さい。あなたの悩みでも、苦しみでも、疑問でも……。必ず、何かのヒントが生まれると思います。

同じ悩みの仲間と話し合うことで、これ迄、暗黒の世界に陥っていたあなたに、きっと光が、最初はわずかであったとしても希望の光が見え始めることと思います。

次は、あなたにでも出来ると思われる様な仕事、ボランティア、或いは趣味の活動など、どんな事でもよいですから、何か自分で行動を起こしてください。活動を始めてゆく中で、必ず仲間・社会とにつながる事が出来ます。そうすれば、少しづつ〝生きる力〟が沸き出してくる事でしょうし、それが、〝生きる希望〟〝生きる喜び〟〝生き甲斐〟につながってゆくものと思います。

未だ未だ、私達認知症に対する社会の誤解、差別、偏見はあります。しかし、私達の生きづらさを、そのせいにしていても何一つ解決しません。それに負けず、自らの生きる力を信じて、この社会を変えてゆこうとするまでの意欲を持ってこそ、この病を背負って生きてゆけるのだと思っています。

偉そうな事を申しましたが、お伝えしたいのは、孤独にならず、仲間と、社会とにつながり、前向きに意欲を持って、生きて行って頂きたいと云う事です。

もう一点、私は「認知症になってよかった」とは、口が裂けても云いたくはありませんが、認知症になったおかげで〝第2の人生、新しい人生が拓けた〟と思っています。

もし、この病にならなければ、只々、ダラダラと〝毎日が日曜日〟で怠惰な人生を送り、歳とともに老け込み、何の目的もなく人生を終わっていたと思います。間違いなく、そんな無意味な人生だったと思います。

しかし、この病を得たおかげで〝これからの短い人生をどう生きるのか〟を真剣に考える様になりました。

医師に告知された様に、残り10年の人生、しかし病が進行すれば4～5年かも知れない。或いは、2～3年先にも記憶を失い、言葉を失ってしまうかも知れない。その、残りわずかな人生を〝どう生きるべきなのか〟残された短い人生を〝何を生き甲斐〟にして生きてゆけばよいのか。

限られた人生で、どう生きれば〝自分の足跡が残せるのか〟〝自分の生きた証しが残せるのか〃。それを毎日真剣に考え、それに向かって悔いのない毎日を生きてゆく事が出来る様になりました。

私にとっては貴重な第2の人生を、それも希望にあふれた人生を、ようやく得ることが出来ました。

その意味では、認知症を患ったおかげで、短くはありますが、有意義な第2の人生を得る事が出来たと思っております。

奥公一［おく・こういち］

1941年、兵庫県芦屋市生まれ。高校を卒業後、石油会社に入社、営業一筋のサラリーマン生活を送る。定年退職してから、自分では記憶にないことで警察に事情を聞かれることが増え、前頭側頭型認知症と診断される。それまでの自分自身の不可解な行動が「病気だったんだ」と、ホッとした。

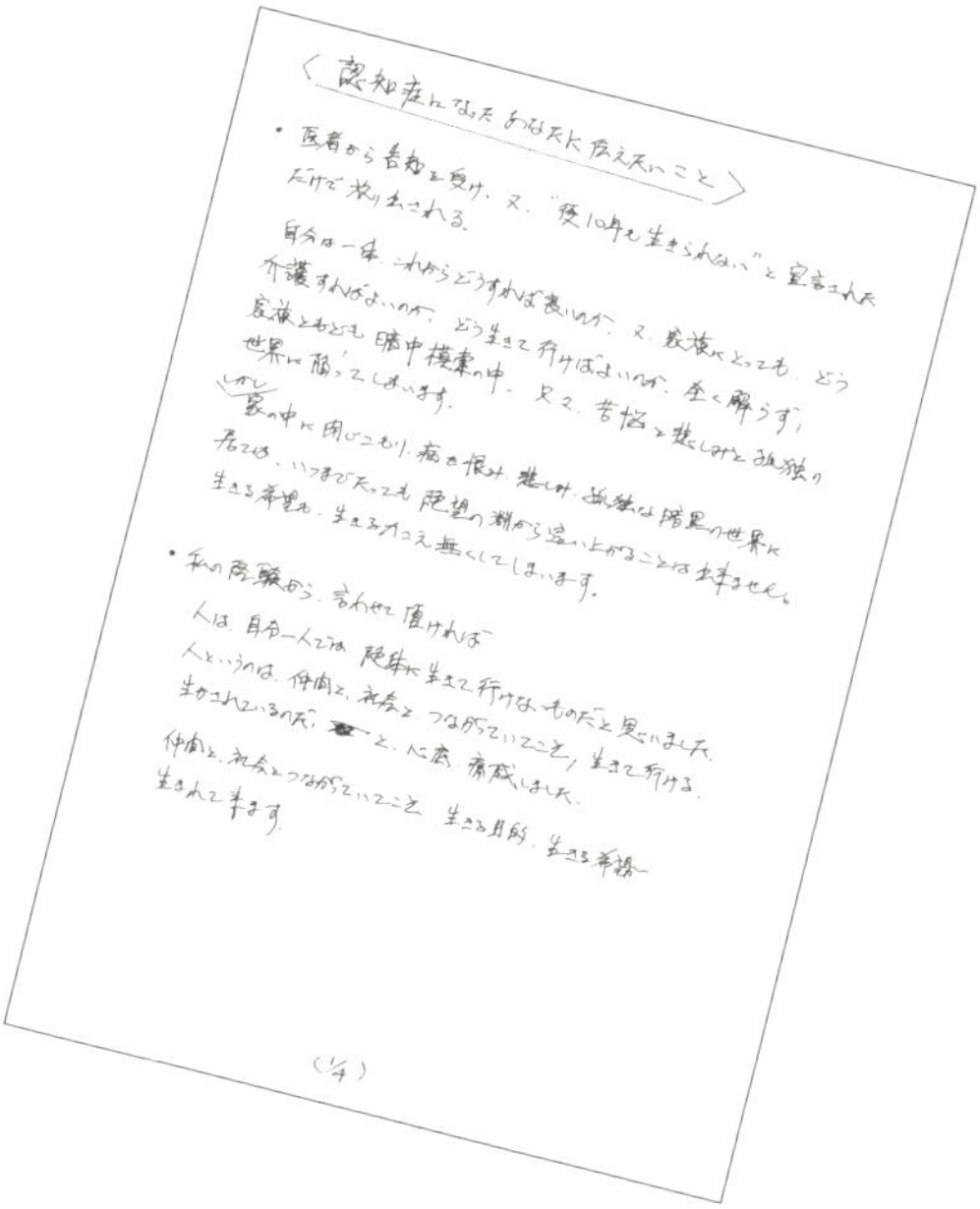

〈認知症になったあなた達に伝えたいこと〉

・医者から告知を受け、又、"後10年も生きられない"と宣言されただけで放り出される。

自分は一体、これからどうすれば良いのか、又、家族にとっても、どう介護すればよいのか、どう生きて行けばよいのか、全く解らず、家族ともども暗中模索の中、只々、苦悩と悲しみと孤独の世界に陥ってしまいます。

しかし 家の中に閉じこもり、病を恨み、悲しみ、孤独な暗黒の世界に居ては、いつまで経っても絶望の淵から這い上がることは出来ません。生きる希望も、生きる力さえ無くしてしまいます。

・私の経験から、言わせて頂ければ

人は、自分一人では絶対に生きて行けないものだと思いました。

人というのは、仲間と、社会とつながっていてこそ、生きて行ける。生かされているのだ、と、心底、痛感しました。

仲間と、社会とつながっていてこそ、生きる目的、生きる希望が生まれて来ます。

（1/4）

周囲に思いを伝える事が大切。

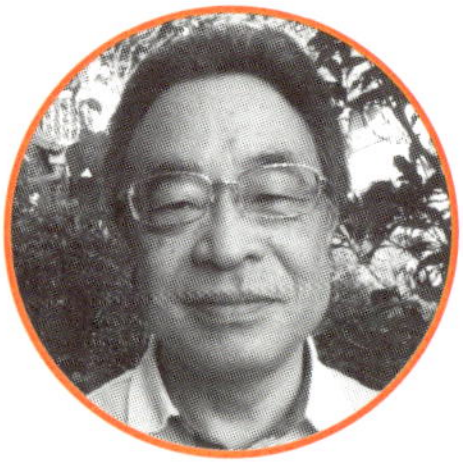

町田克信●65歳

認知症は、現時点では残念ながら進行を遅らせる事しかできない。手術をすれば治るという病気ではないので、「病を受けとめ、共に歩むこと」が大事である。現実には、記憶力がだんだん落ちてきたり、慣れない事柄に対応が難しくなる等不安を感じることが多いが、まずは、なるべく心の状態をハッピーに保ちながら、自分が楽しいと感じることをするのが重要だ。

認知症に理解の無い人は、病気について一方的な見方をして、全面否定するような傾向がある。けれど、時間をかければ出来る事もあるので、自分が困った時、周囲に思いを伝える事が大切だ。なるべく活動出来る場所を多く持ち、忘れる事を恐れずに、いろいろな情報をどんどん入れて、循環させせれば良いのだ。そして自分らしく正直に生きよう！

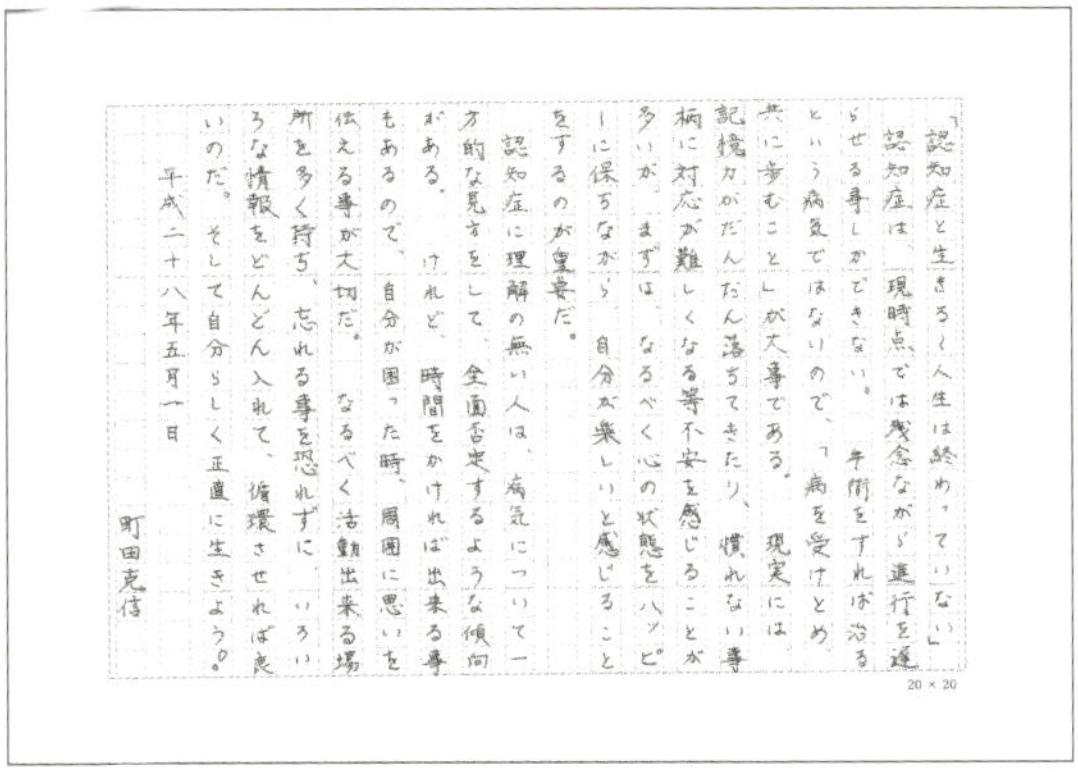

「認知症と生きる人生は終わっていない」

　認知症は、現時点では残念ながら進行を遅らせる事しかできない。手術をすれば治るという病気ではないので、「病を受けとめ共に歩むこと」が大事である。現実には記憶力がだんだん落ちてきたり、慣れない事柄に対応が難しくなる等不安を感じることが多いが、まずは、なるべく心の状態をハッピーに保ちながら、自分が楽しいと感じることをするのが重要だ。

　認知症に理解の無い人は、病気について一方的な見方をして、全面否定するような傾向がある。けれど、時間をかければ出来る事もあるので、自分が困った時、周囲に思いを伝える事が大切だ。なるべく活動出来る場所を多く持ち、忘れる事を恐れずに、いろいろな情報をどんどん入れて、循環させれば良いのだ。そして自分らしく正直に生きよう。

　平成二十八年五月一日
町田克信

20 × 20

町田克信［まちだ・かつのぶ］
1951年、東京都八王子市生まれ。電気工学を学び、電気用品の安全試験をする仕事に長く携わってきた。定年退職の1年前からもの忘れが多くなる。大のアマチュア無線ファンで、今もその趣味は続けている。

日々、奮闘中！

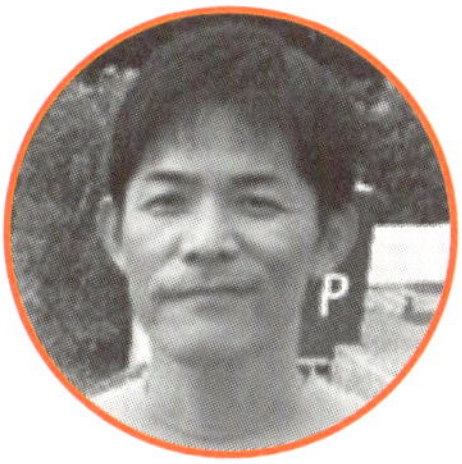

大城勝史●42歳

若年性アルツハイマー病を疑われながらも数年間、営業職復帰を目指し頑張っていました。

必死にリハビリ「計算をしながら歩く脳トレ散歩」「筋トレ・ストレッチ」などをやって脳を活性化！　記憶障害・地誌的失認などに対する補完手段を実行！

頑張れば絶対良くなる、営業職に絶対復帰する。自分を信じ疑いませんでした。けれど様々な症状から営業職復帰はダメかもと思わざるをえない状況が……。

脳疲労が少しずつ酷くなる、脳体力が落ちている……。

2012年、脳炎治療後の最初は、4連勤もこなしながら週5日働けるように出勤日を調整していた。2016年現在、2連勤の2回、週4日働くのがやっと……それでも体調を崩すこともしばしば……。

会社を早退、体調不良で仕事を休むと自分の不甲斐なさに涙が出ることもありました。

病のせいだから仕方ないと分かっていますが、涙が……。

方向音痴が酷くなっている。

メモ帳に貼れる小さな地図で自転車通勤でしたが、徐々に迷子になる日が増えて、妻に作成してもらった大きな地図と写真を頼りに通勤。

自転車通勤中に迷子になり妻や弟に助けを求めたことがあります。情けない自分に涙が……通勤すらまともに出来ない自分に悔し涙が……。

今はバス停までの地図を頼りにバス通勤……バス通勤を始めた理由は、自宅周辺でも迷うようになった、自転車通勤で頭を使うとそれだけで脳体力を奪われるからです。

相変わらず人の顔と名前が覚えられない。

どうしても覚えられない、せめて顔だけでも覚えることが出来たらいいのに……週に4日も会う職場の人も分からない。今でも覚えようと意識してみんなを見ていますが覚えられません。持って1日位の記憶力、前日のことなどほとんど覚えていない。

病のせいだと分かっているけど覚えられない自分に怒り、悔し涙が……。

頑張っても、頑張っても、自分を信じてリハビリをやっているのに上手くいかない……勝手に涙が……悔しくて、悲しくて涙が止まりませんでした。

それでも職場復帰の可能性を信じていましたが……2015年4月、若年性アルツハイマー病と診断。最初の気持ち、やっぱり……そうだと思った。

年々悪くなっていると感じていた……色々なことが走馬灯のように駆け巡った。脳疲労、方向音痴、人の顔と名前が覚えられない……。

営業マンがお客様と話す姿を見て「うらやましい、俺は何をやっているのだろう……洗車……」情けない、悔しさから涙を流したこともあった。

絶対、営業職復帰をすると頑張っていたのに……必死に頑張ったのに……。

もう一生……前の自分に戻れない。

病が進行するとどうなる？　怖い……。

仕事も出来なくなるのか？　生活はどうする……。

家族に迷惑を掛ける……嫌だ……。

1人で何も出来なくなる……。

暗い未来しか考えられず涙が止まりませんでした。

恐怖、不安、悔しさ、戸惑い……絶望、色々な感情が入り乱れ涙を流しました。

感情のまま……感情を抑えつけるのではなく泣く！

すると、泣き疲れたせいなのか？　ひとしきり泣くと冷静な自分を取り戻せます。

これまでもそうでした。どんな状況で泣いたとしても、考えることが出来るようになり、光が見えきました。

見つからなければ、どうしていいのか分からなければ誰かに助けを求めましょう。

誰に声をかけていいのか分からなければ、家族や周囲の人、同じ病の人やサポートする人に尋ねましょう。

1人で考えるには限界があります、自分のためにも助けを求めましょう。

健常者、認知症の人、関係なく人間はお互い頼り頼られて生きているのです。

頼ることは恥ずかしいことではありません。

すると「悩んでいるのは自分だけでない」たくさんの仲間に出会いホッとします。

たくさんの仲間があなたに力を貸してくれて、何かしらの答えが見つかると思います。

力が湧いてきたら、あなたらしく生きるために、やりたいことをやりましょう！

仕事、ボランティア、趣味の活動、どんなことでもいいです。あなたの生活はメリハリがついてくるはずです。

大城勝史［おおしろ・かつし］

1975年、沖縄県豊見城市生まれ。地元の高校を卒業後、自動車整備工として勤務。2008年、大手自動車メーカーの営業職に。2010年、頭が重いような違和感、頭痛、体のだるさを感じる。当初は、脳炎と診断され、さまざまな投薬治療を受ける。2015年、アルツハイマー型認知症と診断される。現在は、営業職から配置転換、洗車を担当しながら仕事を続けている。

症状と
あなたの価値は
無関係です。

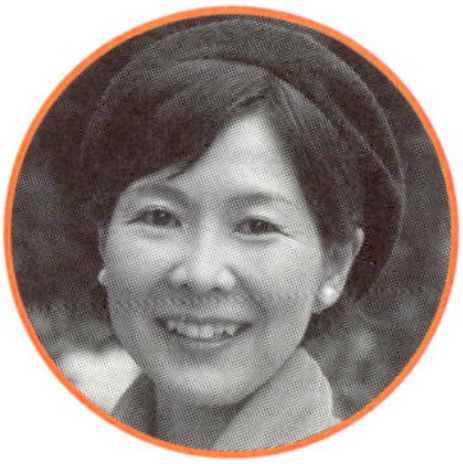

樋口直美●54歳

認知症とつく病気を診断されたら、何もできなくなってしまうのでしょうか？　家族や人に迷惑をかけるようになるのでしょうか？　自分が自分でなくなっていくのでしょうか？

いいえ、違います！　それは、誤った過去の情報です。診断された私たちは、それを身をもって伝え続けています。

診断され、深く傷ついている今、できないことが急に増えたかもしれません。私たちもそうでした。真っ暗闇の底で打ちひしがれ、孤独で、このままただ悪くなっていくのだと思っていました。でもそれは、まったく違っていました。

この病気の症状は、ストレスがかかると一時的にとても悪くなります。安心して人と笑い合えるようになると、新しいこともできるようになります。今、色々なことが急にできなくなっていたとしても、それは辛い気持ちからくるストレスのせいです。

私たち仲間は、その暗闇から抜け出して、今は、新しい生き甲斐やしあわせを感じて生き生きと暮らしています。

きっかけは、様々ですが、同じ病気の仲間と会い、話したことという方が多いです。本やネットには、辛いことばかり書いてあるかも知れませんが、同じ病気の仲間と会えば、みなさん元気に生活されていることがわかります。

もし出会いの場に恵まれなかったとしても、今は、本人が自分で書いた本があり、本人が話すテレビ番組があり、動画も多数ネット上に公開されています。辛さを語る動画には共感し、前向きな姿には、元気と勇気をもらえます。

診断後も同じ会社で仕事を続けている仲間、診断後10年経っても講演活動を続ける仲間、ボランティア活動をしたり、絵を描いたり、歌ったり、野菜を作ったり、スポーツを楽しんだり……。全国の仲間たちが、病気と共に生き生きと暮らしています。病気になってからの人生の方が、素晴らしい人と出会い、充実していて楽しいという仲間も少なくありません。

病気は、あなたの中のほんの一部分です。苦手になることは、無数の脳の働きの中のほんの一部分です。あなたは今も、これからもずっとあなたです。これからの人生を豊かにしあわせに生きることができます。仲間たちが、それを証明しています。仲間たちの笑顔を動画で見てください。

病気の症状は、恥でしょうか？

症状とあなたの価値は、無関係です。忘れたっていいんです。どんな不思議な症状があってもいいんです。それは、病気が起こすもので、あなたの人格とは、何の関係もありません。確かに不便は増えますが、大丈夫です。笑顔で生きる道は、たくさんあります。そのために、気持ちが落ち着いたら、まず一番親しい人に病気のことを話してみましょう。きっとそのままのあなたを受け入れてくれます。そして困った時、なにげなく手を貸してくれるでしょう。迷惑なんかじゃありません。人は、お互いに支え合うもの。その人が困った時は、あなたが手を貸し、助けてあげることができます。

病気になってから、新しい、よりよい人生が始まったと仲間たちは言います。ゆっくりで構いません。一緒に歩き始めましょう。

◆認知症の原因となる病気は数多く、症状も多種多様です。そのため、認知症という状態を1つの病名として使うことには個人的に抵抗しているので、ここでは「認知症になった」「認知症と診断された」という書き方でなく、「病気」という言葉をあえて使っています。

樋口直美［ひぐち・なおみ］
1962年生まれ。30歳代後半から幻視が出現。41歳でうつ病と誤診され、6年間、誤治療の副作用に苦しんだ。2013年、若年性レビー小体型認知症と診断された。2015年、『私の脳で起こったこと』を出版。現在も幻覚、時間感覚の障害、自律神経障害、嗅覚障害などのさまざまな症状はあるが、執筆活動を続けている。

私だから言えること、私しか言えないこと。

曽根勝一道●67歳

私が伝えたいこと

私は病名を聞かされた時にはしょうげきが大きく、ガクッときました。すべて自分の人間としての生きていく力が萎えてしまいました。

けれども6年後の今は、あの時の気持ちは何だったのだろうと思えます。自分自身が認知症に対して偏見を持っていたんだと気づきました。

アルツハイマーになったら悪いのでしょうか……

私はこの病気からはにげられないけれども妻や友人の支えでおだやかにすごせています。

社会にはまだ認知症への偏見があると思います。

病名でひとくくりにされていて、世の中から疎外されているようです。病名だけで決めつけないでほしいと思います。その人によって症状はちがっています。そしてできることもたくさんあります。

少しでも偏見をなくすために、これから私だからこそ言えること、私しか言えないことを伝えていこうと思っています。

曽根勝一道［そねかつ・かずみち］
1949年生まれ。大学教育学部を卒業後、地元小学校の教員となる。小学校・中学校の教頭などを歴任。2004年頃からもの忘れや仕事のミスを繰り返すようになる。2009年、59歳のとき、アルツハイマー型認知症と診断され、小学校の校長を依願退職。2014年まで、市役所の非常勤職員として、児童館に勤務した。

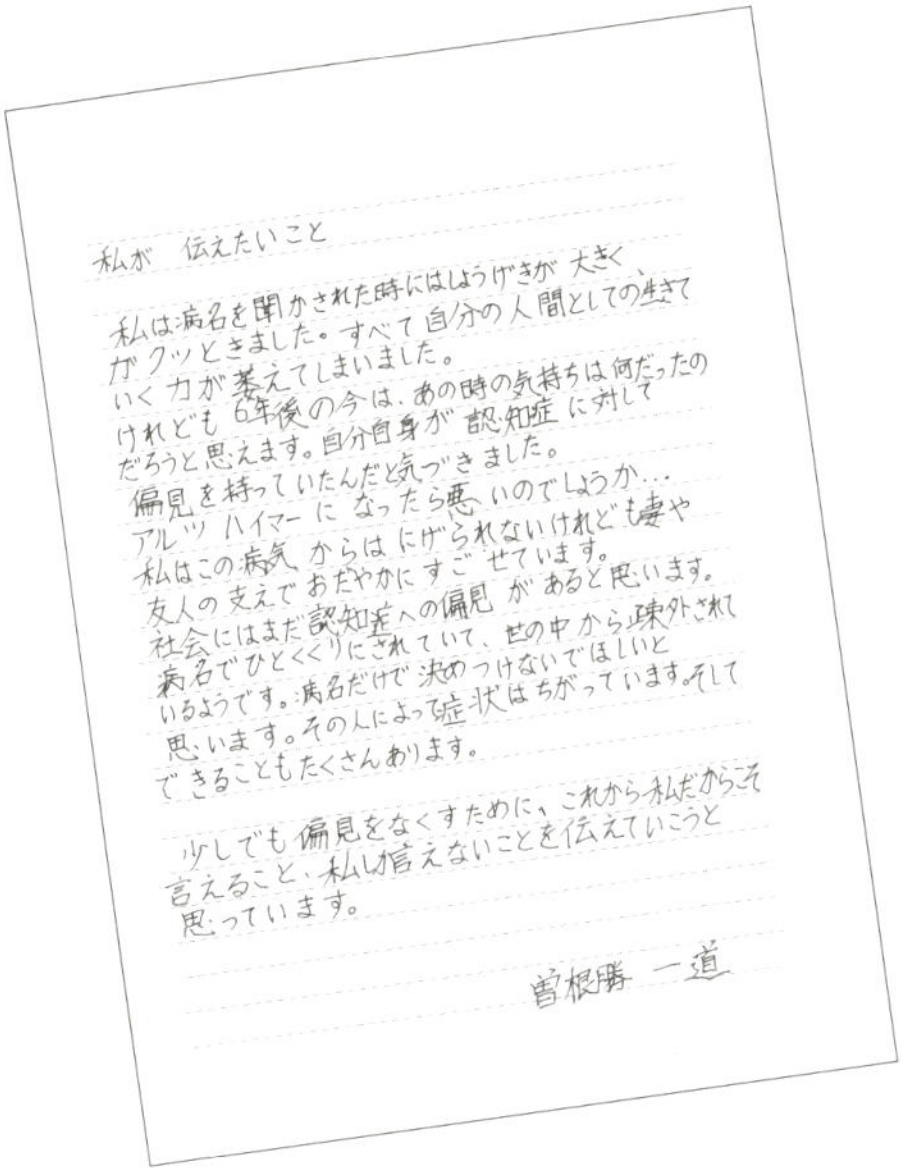
私が　伝えたいこと

私は病名を聞かされた時にはしょうげきが大きく、
ガクッときました。すべて自分の人間としての生きて
いく力が萎えてしまいました。
けれども6年後の今は、あの時の気持ちは何だったの
だろうと思えます。自分自身が認知症に対して
偏見を持っていたんだと気づきました。
アルツハイマーになったら悪いのでしょうか…
私はこの病気からはにげられないけれども妻や
友人の支えでおだやかにすごせています。
社会にはまだ認知症への偏見があると思います。
病名でひとくくりにされていて、世の中から疎外されて
いるようです。病名だけで決めつけないでほしいと
思います。その人によって症状はちがっています。そして
できることもたくさんあります。

少しでも偏見をなくすために、これから私だからこそ
言えること、私しか言えないことを伝えていこうと
思っています。

曽根勝　一道

「上を向いて」と口ずさみながら歩きます。

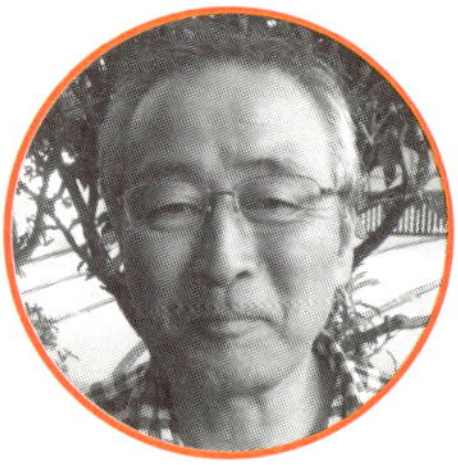

村山明夫●66歳

物忘れから認知症に戦い、出会い、そして仲間ができた。脳の機能が早目にストップしたと思えばいいじゃないか。一人じゃないんだ。

三年ほど前から物忘れがあり、家族の勧めで病院に受診。検査の結果、若年性アルツハイマーと診断されました。医師から告知され、頭が真っ白になった。その日の事の行動は覚えていませんが異常だったと思います。年相応の物忘れと考え、生活を送っていましたから。

その後自分の病気を受け入れることができず、感情の起伏やみだれが多々あったと思われます。今後の自分を想像し、生きる希望を失いかけたこともありましたが、同じ疾患をもつ仲間との出会いに楽しく一月を過ごそうと思い、本日に至っています。

［エピソード］

＊買い物メモを持参せず、スーパーに出かけ、用事がはたせず、不要なお菓子を買っ

て帰って来た。情けない、情けない、落ち込む。
＊ウォーキングで体力作りと思い、歩きに行ったが、途中コースを間違え、パニックになった。心を落着かせ帰る。道順を考えるが思い出せず。通りがけの人に自宅近くの大きなスーパーの名前をあげ教えてもらい、やっとのことで自宅に戻れた。コース以外歩かないように歩かないようにと考えるが、同じ失敗をくり返している。
＊自転車利用するが、置いた場所を忘れるので、歩くように意識している。残念、トホホ。
＊夜間時折、今後の自分を想像し眠れない日もあるが、進行を止めることはできない。
＊明日から開き直って生きて行くことと考えながら一日が終わる。

積極的に対人とのコミュニケーションをとりながら有るがままの生活を送りたい。
本人よりも周囲のサポートが重要です。

〝上を向いて歩こう　涙がこぼれないよう〟を口ずさみながら歩きます。現状の心境はこの通りです。

村山明夫［むらやま・あきお］
1951年、福島県いわき市生まれ。大学を卒業後、情報システム企業で営業職を長く務めた。デイサービスで同年代の仲間と過ごす時間を何より大切にしている。

認知症になって
よかったなと
思える時がある。

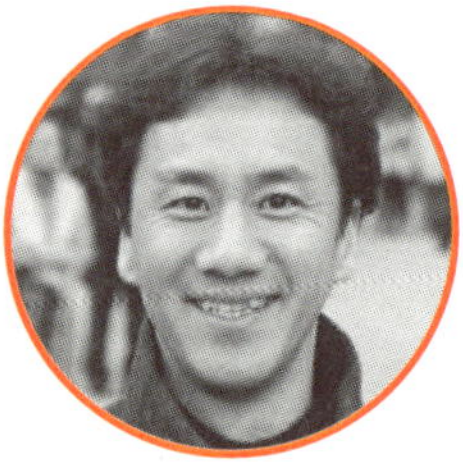

丹野智文●43歳

私は大学卒業後、自動車販売会社の営業をしてきました。

お客様の顔がわからなくなり、いつも一緒に働いているスタッフの顔や名前もわからなくなり、ストレスかなと思い病院へ行きました。

脳神経外科、物忘れ外来のある大きな病院、大学病院で検査入院をして39歳の時に若年性アルツハイマー型認知症と診断されました。

その後、認知症当事者との出会いにより10年たっても元気でいられることを知りました。

私が選んだのは認知症を悔やむのではなく認知症と共に生きるという道。

診断されてから4年が過ぎ、講演活動などしていますが、現在、私は認知症になってよかったなと思える時があります。

そんなことを言うとほとんどの人が何を言っているのかなと思うかもしれません。

もちろん診断後は「認知症＝終わり」だと思い不安や恐怖から夜、泣いてばかりいました。

それは泣きたくて泣いていたわけではなく自然と涙が流れてくるのです。

それだけ常に不安と恐怖があり、押しつぶされそうになっていました。

それが少しずつですが不安が解消されてきたのです。

それは、仕事をすることによる社会とのつながり、認知症当事者との出会い、出来ないことはサポートしてもらいながらも一緒に行動するパートナーとの出会いによるものです。

私は認知症になったおかげで家族との時間が増え、家族のやさしさを感じることも出来たし両親と話をすることも増えました。

そして認知症になったおかげで講演をすることになり、多くの人々と知り合うことが出来ました。

決して認知症になったことはよいことではありませんが、一歩踏み出したことで、人生が大きく変わったと思います。

一歩踏み出すには大変な勇気が必要でしたが踏み出したことにより多くの人との出会いにより人生が良い方向に大きく変わりました。

これが認知症になったからこそ出来た財産です。

そして、まずは自分の気持ちが一番変わりました。

多くの人からたくさんのことを教えて頂き、たくさんの知識が増えたことにより不安が少なくなってきて気が付くと本当の笑顔が増えてきました。

なぜ本当の笑顔と言うのかというと、営業をしていた時から笑顔はありましたが営業スマイルだったなと今は思います。今は心の底から笑えています。

次に人のやさしさを感じられるようになりました。

また、人のために何かやりたいと素直に思えるようになりました。

兄弟、家族、会社、周囲の人々、今まで、気づかなかったやさしさを感じることが出来、自分も人にやさしくしようと思うようになりました。

それは私の周りの環境がそうさせたのだと思います。

私は認知症になっても周りの環境さえよければ笑顔で楽しく過ごせることを知りました。

そして、認知症と診断された後、薬も必要ですが環境が大切だと感じています。

これは若い人でも年配の人でも同じだと思えます。

では環境がよいとはどのようなことなのか考えてみると、住んでいるところやお金のあるなしではないのです。

人と人とのつながりの環境が大切で私を笑顔にさせてくれたのだと思います。

これを多くの人に知ってもらいたいと思います。

人との出会いは人とのつながりにより増えてきます。人が人を呼んできてくれるのです。

最初の頃は周りの人達は介護者、世話人などと思っていました。

その後、一緒に出かけたりしていると何かが違うと思うようになり、出会って来た人達すべてがパートナーだと思えるようになりました。

特に現在一緒に活動している人達は介護者だとは思わないしサポートをしてもらいながら何かを一緒にするパートナーだと実感しています。

出来ないことをサポートしてもらいながら出来ることを一緒にするという考えを持っていれば、みんなパートナーとなるのです。

私の周りの人達は知っています。

認知症当事者は特別な人ではないのです。丹野智文というひとりの人なのです。

認知症の人というよりは認知症と共に生きる人だと思ってほしいです。

認知症の人は認知症になったという悪いイメージがありますが、認知症と共に生きる人は病気を受け入れて前向きに生きているというイメージになります。

今までは認知症というと何も出来なくなるので、やってあげなければと思っている人が多かったと思います。

介護が必要なのは本当に重度になってからだと思います。

そして今までは認知症と診断されると介護保険の話をすぐにされるので、すぐに介護が必要になると連想させられ、何も出来ないと決めつけていたのではと考えます。

出来ることを奪わないで下さい。そして時間はかかるかもしれませんが待ってあげて下さい。一回出来なくても次、出来るかもと信じてあげて下さい。

そして出来た時には当事者は自信を持ちます。

話をしていても同じことを感じます。当事者が話をする前に一緒にいる人が代弁してしまい当事者の言葉を奪っているように思えます。

そうすると当事者は自信を失い、すべてを誰かにまかせてしまいます。そしていつも一緒にいる人のことを気にするようになり常にいないと不安になっているように思えます。

自信を持って行動することはとても大切で、よかれと思いすべてをやってあげたり出来ないと決めつけてやってしまうと自信を失い、本当にすべてが出来なくなってしまいます。

失敗しながらも自信をもって行動する、周りの人は失敗しても怒らない、行動を奪わないことが気持ちを安定させ進行を遅らせるのだと思います。

失敗しても怒られない環境が認知症当事者には必要なのです。

危険なことなどがあったら注意は必要ですが話し方や、言い方によって当事者のとらえ方が変わります。

ちょっとしたことでも当事者は不安からなのか怒られたように感じてしまいます。

当事者は失敗したことをわかっています。わかっていても何故、失敗したのかが分からないだけなのです。

失敗して悪かったと思っている時に怒鳴られるとどうしようもなく怒りに変わるのです。

そして当事者は社会とのつながりを持ち続けることが大切だと感じます。

認知症当事者は周りの人が逃げていくと思い臆病にならないで下さい。

周りの人たちはどのように接してよいのかわからないでいるのです。自分から「どこか行くとき誘って」「スポーツするとき誘って」「飲みに行くとき誘って」ときちんと自分の言葉で言わないと相手は出来るのだろうか、誘ってよいのだろうか、誘って反対に迷惑ではないかと思ってしまいます。

認知症の人は何も出来なくなると思われているので、そうではなく誘ってほしいのだとアピールして、でも調子が悪く誘われても行けない時もあるけどまた誘ってねと言えば離れていく人は少ないような気がします。

最初に話をしたようにパートナーだと思うと対等な立場なので出来ることは一緒に

やろうと思えるようになると思います。

認知症当事者は失敗ばかりするので家族や周りの人達に迷惑をかけてはいけないと思い引きこもってしまい意地になってしまう人が多いのです。

それは周りからすべてをしてもらっているという思いが強いからそう感じてしまうのだと思います。

すべての人をパートナーだと思うようになると、助けてもらいながらも何か私もその人の為に出来ないかと常に考えるようになります。

そして気軽にここが出来ないから助けてと言えるようになり、ここは出来るので一緒にやろうと言えるようにもなるのです。

これは当事者だけではなく医者、介護士、地域包括の方々、家族、すべての人に言えることなのです。

医者だって一緒に病気を乗り越えるパートナーだと思うようになると昔のように手

足を縛るという行為は出来ないと思います。

地域包括の人達もパートナーだと思うと本当にこの人には何が必要なのかと考えるようになりすぐに介護保険の話をすることがなくなり一緒に寄り添うことが出来るのだと思います。

周りの人達の気持ちが変わると認知症当事者の気持ちも変わります。私、認知症だからここが出来ない、サポートしてと気軽に言えるような社会になってほしいと思います。

それが認知症だけではなく他の障害者にもやさしい世の中になると思います。

丹野智文［たんの・ともふみ］

1974年、宮城県岩沼市生まれ。自動車販売会社に就職し、トップセールスマンとして活躍していた35歳の頃から客の顔がわからなくなるようになった。39歳のとき、若年性認知症と診断される。現在、仕事を続けながら、全国で講演活動も。地元では、当事者が不安をもっている当事者の話を聞く相談窓口「おれんじドア」を開催、活動している。

これで生きていけるよ。

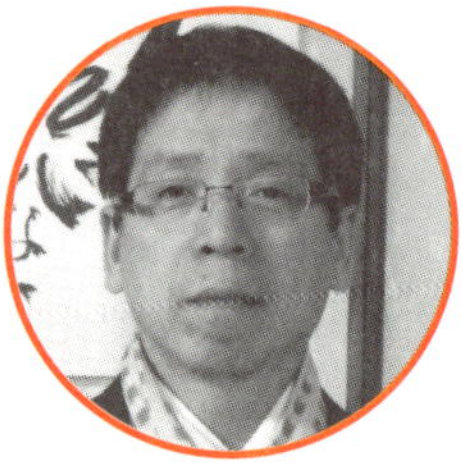

福田人志●54歳

僕は3年前の51歳の時、心と身体が分裂しもがき苦しんだあげく、病気の世界に堕ちた。

この頃の事は、ほとんど思い出せないが、やたら寂しくてむしょうに悲しい思いと、どこか何やら疲れ果てて安堵感さえあったと思う。

なぜなら、「若年性アルツハイマー型認知症」と告げられても、涙は出なかった。たぶんもうこの頃から、人生の終点を受け入れたのだと思う。

それからは、仕事も無くし、信用もなくなり、地獄を味わった。

味覚も無いために、食事もろくに取れずにうどんばかりをすすり、人と会う事は、ほとんど無かった。

僕は、毎日夜が来るのを怯えて、周りの人を憎み、世の中を恨みながら、観音様の写真を手に布団を被って隠れた。

そんな僕に、毎日食事を作ってくれた人がいたのに、ありがとうの感謝の言葉も忘れ、そのくせ「こんなの食べれない」と跳ね除けたり、「味がおかしい」など情けないぐらい、八つ当たりをしてとうとうだれとも話せなくなった。

そして僕は、布団を被ることが多くなり、声を押し殺して叫ぶのが増えた。

ただ唯一の楽しみは、この頃は女性歌手の「アイムプラウド」を聞くことだったと思う。その歌声を感じたら、人間らしく思い出が蘇って嬉しかった。

季節は変わっても自分をコントロールできずに、八つ当たりしてた人が僕の後見人でもある、中倉だった。僕が認知症になってから、支えてくれてる大切な人でした。

その日も相変わらず機嫌が悪くて「もうどうでもいいよ、死にたい」と軽く口に出してしまい——。

その直後、突然中倉が叫んだ。「命はね、1つなんだよ人志君」。「だからどんな事があっても、生きなさい。そして応援するからいっしょに生きよう」と大きな声がした。

その時僕は、まるで雷にうたれたみたいで、身体が熱くしびれた。

中倉は怒りに満ちていたが、顔は涙で濡れていて、病気になってやっと初めて人の愛と優しさに触れた瞬間だった。

その後、僕が入院当初から苦しい心情を、メモ帳に書き誰にも見せなかったが、偶然に中倉が見つけた。

ただの殴り書きの言葉に、中倉が葉書に一筆、一筆、魂を込めて仕上げてくれて、出来上がるたびに僕は、我を忘れて一喜一憂した。

僕はたちまち感動し、もっとたくさん歌（1行の詩）を作りたいと、やる気が飛び出した。

これで生きていけるよ。この歌でみんなと生きて行こう。そう心に誓い体調が悪くても、中倉と一緒に創作活動を続け、気がつけば僕は人と会話が出来るようになっていた。

益々自信をつけた僕は、作品に絵を付けたくて、最大限のパワーで必死にクーピーを使い、心で感じる世界を描いた。

絵を描くたびに、今まで見えてなかった物や、新しい発見がたくさんあり、時間も忘れて没頭している。それは、「身の回りの人達やこの町に住んでる人々に、こんにちはと手を振ってごらん。そしたらね、皆も、ありがとうって答えてくれるよ」。そう聞こえてきそう。

僕は今、優しい風景を見ながら、ささやかに楽しく生きている。

福田人志［ふくだ・ひとし］
1962年、山口県岩国市生まれ。長崎県佐世保市の高校（電子工学科）を卒業。大阪北新地の料亭に住みこみ、料理人修行。調理師免許、ふぐ免許取得。1992年、佐世保に戻り、テーマパークのレストラン、病院の厨房などで調理師として勤務。2010年、味覚の異変に気づくとともに、うつ病を疑われる。2014年、アルツハイマー型認知症と診断される。

私が認知症とは思っていなかった。

鳥飼昭嘉●73歳

私が認知症とはとても思っていなかった。

そもそも認知症ではないかと思ったのは家内でした。

何かやることが奇妙なことをやっていると思ったそうで、以前なら何なく出来たことが出来ないことに気がついて、その他の記憶がかなり悪くなっていて、例えば孫ととても近くの公園に遊びに行ったのだが、帰りは一人で帰ってきて、家内は孫はどうしたのと聞かれたが一人で行ったと言い切ってしまった。

家内はとにかく公園に行って見てこいと云ったので公園に行った。公園では孫が泣いていた。

その時長女と長男が父さんは病気だからしかたないのよと云っていたが、孫はまだ小さく病気の認知症については理解出来なかった。

家内がその件で忘れっぽくなっているからガマンねと云っていた。ところが娘はどんなに病気になっても娘のことは忘れないはずと今も思っている。

BLGでの活動は皆と近くの相模原公園等の散策をして、その他はBLG内での作業等（ナンプレ）をやる。とても毎日充実している。

鳥飼昭嘉［とりがい・あきよし］
1943年、東京都生まれ。機会工学科を卒業後、大手カメラメーカーに就職。技術者として活躍し、カラーコピー機の開発に携わる。くも膜下出血で倒れたことがきっかけで、認知症と診断される。現在、週2回通っているデイサービス「DAYS BLG!」の活動を大切にしている。

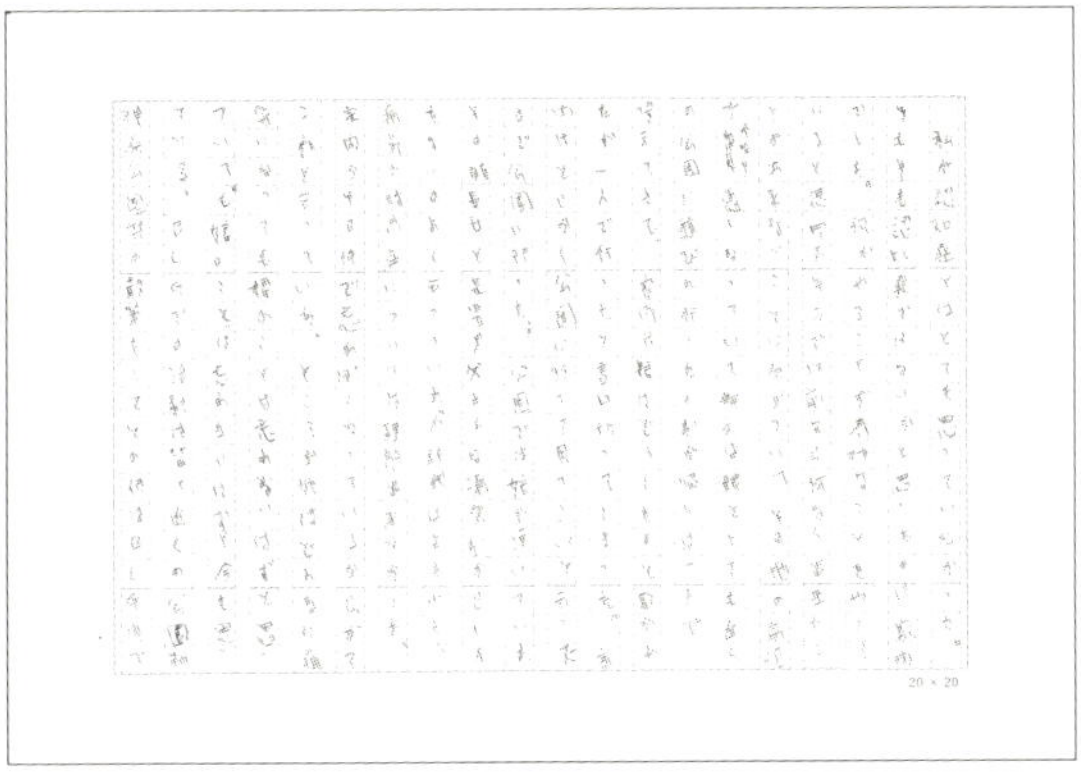

まだ出来る。そんな思いで生きている。

I・H
63歳

私が発症したのは、平成24年4月末でした。新潟の工事現場で現場代理人として勤めておりました。

中越沖地震で破損した設備の補修・改修工事を新設工事以来32年振りに担当しました。

工事も最盛期になってきた矢先、メーカーを交えて工程調整会議を行なっている際に自分で書いた工程表が説明出来なくなりました。

又、車で現場パトロールに行き、帰りは歩いてしまい車を放置。

仕事にも支障が生じると共に久し振りに帰宅した自宅でも娘と約束していた予定を忘れてしまい信用はゼロとなりました。

家族の意向により病院へ！　結果は若年性認知症でした。

すぐに検索し参考となるビデオを借り愕然。家族の事を思い泣きました。

その後は本社で産業医、上司、労務と相談しリハビリ優先で勤務形態を週3日のフレキシブル体制に変更してもらいました。

現在は嘱託として65才までの勤務予定と成っております。

ある日、歩いていると左膝が痛くなり整形外科へ診察に行くと、医者が病歴を見て、この痛みは感じているだけだから大丈夫と言われて、湿布を一週間分だけ処方し帰されました。中々治らないので転院した所、レントゲンを撮り半月板に傷があるとの事。無駄な3ヶ月を過ごし悲しくなりました。

今は週3日就労で工事現場の専任監視を行なっています。車の運転が出来ない為、往復で1時間歩いています。段々歩く速度が遅くなるのが気掛りですが。

現在は信頼出来る医者と、リハビリ施設の介護職員のアドバイスを受け、一番大切な家族の助けで生活しております。

私が今現在心掛けているのは①安全な通勤の確保です。時間どおりに出発し、同じ電車に乗車し、歩行ルートも同じです。又、②カラオケのレッスンで正確なリズム発声音程を学びます。③スポーツクラブで体幹を鍛えています（週6日間）。④数独で脳を鍛えています。⑤休日の日曜日は好きなテレビ番組を観て昼酒でストレスを解消して病気の進行を遅らせています。

まだ出来る。そんな思いで生きています。

I・H

1954年、北海道生まれ。土木科を卒業後、電気工事の仕事に就く。発電所や変電所の建設・設計・施工管理の仕事を40年近く経験。しかし、59歳のとき、得意だった工事の工程表が書けなくなった。

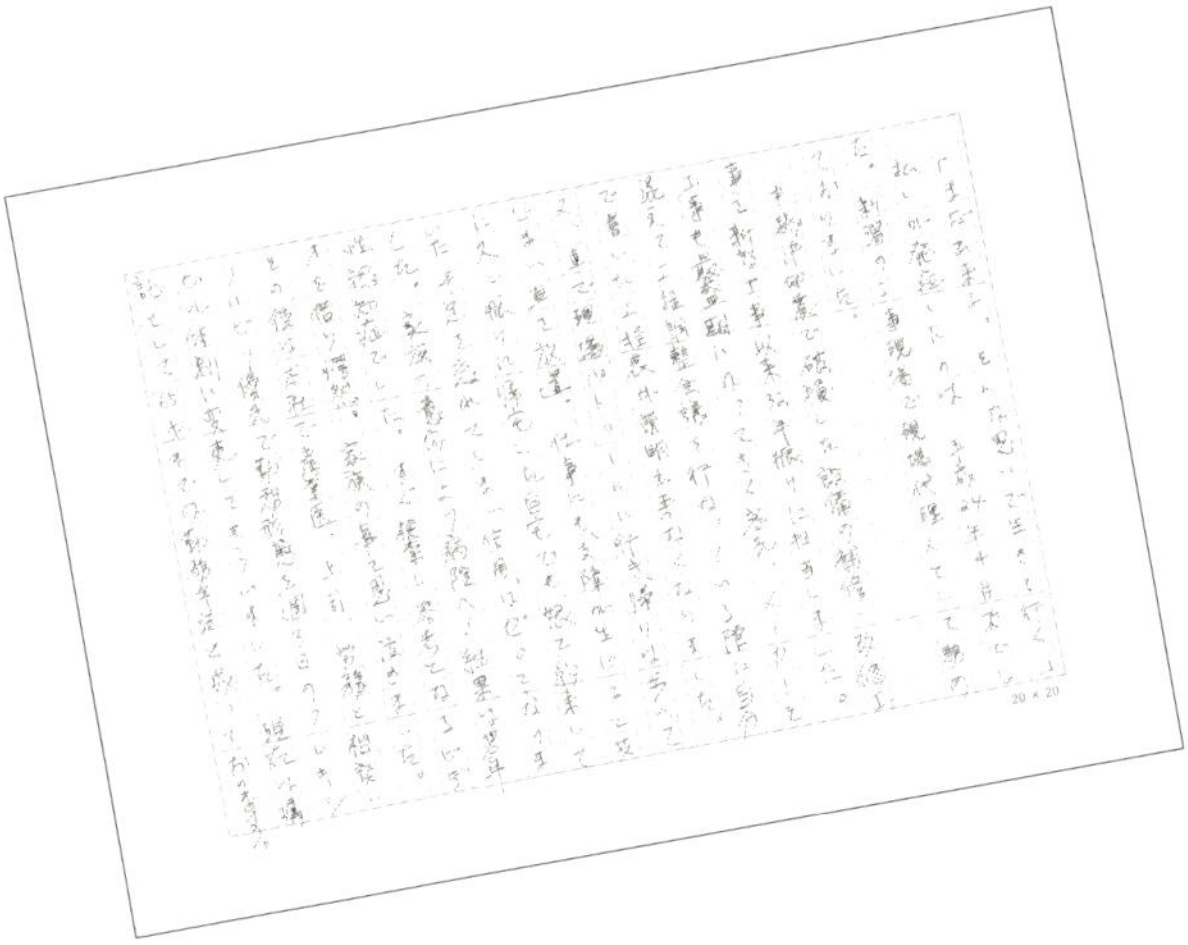

すぐに介護が必要なわけではありません。

平みき・58歳

私は今、58才です。6年前に認知症と診断されました。

病名を知らされたときはさすがにショックでした。

この先一体どうなってしまうのかと、不安や恐怖でいっぱいでした。

でも夫からは、残っている脳を使い、何に対してもできないと言うばかりでなく、どうしたらできるか、何ができるかを考えたらどうかと言われました。

そうなのです。初めから自分にはできないと思ってしまっては、本当に何もできなくなってしまいます。

私の場合は初めに大好きな料理の時に混乱するようになりました。

2品同時に調理しようとすると、手順がわからなくなってしまうのです。

そこで一品ずつ時間をかけることにしました。いくら時間はかかってもいいから、わかるものをゆっくりやることにしたのです。

また、洋服や食器などの片付けにも混乱するようになりましたが、8割を処分することにし、100枚の整理はダメだけど、20枚ならなんとかできるだろうと思うようにしました。

時間をかけたりすれば何とかできることを足し算、できるだけの範囲にしてしまうことを引き算と考え、一つひとつをゆっくりやっています。

本当に困ったときだけ手助けをしてもらう、そうすれば普通の生活の時間がぐっと伸びるはずと思うようにしています。

それから、仲間づくりも大切だと思います。

認知症の会やカフェ、交流会など同じ病気での悩みや生活のヒントを話し合えば、生活の改善にもなるし、支援者に出会うこともできます。

すぐに介護が必要なわけではありません。

自分自身がどう病気と向き合うかで、認知症の進行度合いも違ってくると思います。

今、私は家族や多くの支援者の方々とつながって生活をしています。

今のこの生活を精一杯大切にして生きていこうと思っています。

平みき［たいら・みき］
1958年、茨城県生まれ。認知症と診断されたときはショックだったが、「これからどう生活したらよいか」を考えることができるようになった。趣味は家庭菜園。「病気と闘いながらも楽しく自分らしく暮らす」がモットー。

聴かせてください、私たちに

平田知弘●NHKディレクター

東京都町田市にある、ちょっと変わったデイサービス「DAYS《ディズ》 BLG!《ビーエルジー》」。そこには、日々、認知症の方が通ってきます。年齢は50代から90代まで。多くは男性で、「認知症になっても役割を持ちたい」と思っています。近所の八百屋の配達を請け負ったり、庭掃除を有償で行ったり、日々の「仕事」に汗を流しています。

そんな認知症になっても社会とつながって生きることを目指す皆さんに、認知症とともに生きるために、社会に対して思っていることを聞いてみました。

認知症だからってポイッと捨てないで

「社会からポイッと投げられちゃったのね。認知症って診断されただけで」。そう語ってくれたのは鳥飼昭嘉さん（73歳）。

認知症と診断されたとき、子どもはまだ小さかったと言います。「近所の人に認知症だからって言われて、僕の子どもと遊んじゃダメですと言われたの。これをなんとか直したい。決して認知症はおかしいんじゃないんです。ただ、ものを忘れるとかそういうことであって、アホとかそういう意味じゃなくて、認知症はそうじゃないんだと」。鳥飼さんは、そう訴えます。

「あ、そうなの」。それくらい普通に

3年前にアルツハイマー型認知症と診断された、町田克信さん（65歳）。

「まずはですね、そういう認知症のジャンルに入ったということが信じがたいというかね。結局、全面否定みたいなことでね、そうなっちゃったら全然夢も希望もないよというようなイメージだったんですね。私はね……」。

しかし、町田さんは少しずつ変わってきたと言います。

「いろんな人に会っていろんな話を聞くと、そういうことでもないんだということがわかってきて、最近はなんとなく認知症というものに対するイメージが、理解が少し正常なものになったかなという受け止め方をしていますね。昔なんか、隠し通さなきゃいけないみたいなイメージがあって、子どもなんかでも、きょうだいに誰かいるということは、『あの子、なんとかだよ』ってバーッと広まった。そういう悪いイメージもあったんですけど、今の世の中はそうじゃないから、そういう心配はだんだんなくなるんじゃないかという気がしますね。悪いことも一つとしてなんか起きるかもしれないのはあるんでしょうけども、逆に慣れちゃったかな。悪いことに」。

「今オープンにするほうがね。昔はかなり抑えていたみたいなとこがあるけどね。普通の生活の中でもね。オープンにするような風潮があるということだと思うんですね。はっきりさせれば、そういうものを公に出したところでね、『あ、そうなの？』というだけの話だと思いますんでね。だから、だんだん時間がそうなると思うんで、今はそういう過渡期なのかなという感じもしますけどね」。

認知症がマイノリティーではなく、ごく普通のことになる。そんな世の中を思い描いている町田さんです。

腫れ物に触るように接しないで欲しい

奥公一さん（75歳）は、世の中の空気の変化について感じています。

「ひと昔前までは、認知症というと世の中から排除するとかですね、要するに人間性を否定するような、それが一般的な社会の風習だったと思うんですが、それは確かに変わってきているんじゃないかと思うんですね。ある程度理解が進んできているんじゃないかというふうに思われるんです。ただ、それは表面的だと思うんですね。あくまで」。

世の中が認知症を受け入れている、でも、それは表面的に過ぎない。どういうことなのでしょうか。

「要するに、まったく自然体じゃないですよね。なんとなく腫れ物にさわるような感じでの付き合い。変な感じじゃないんですよ。昔みたいに排除するような感じじゃない。確かに受け入れているような感じはするんです。するんですけど、やっぱり、なんか腫れ物にさわるような、病人だからというと言葉があれだけど、そういうなんとなく腫れ物にさわるようなそういう扱いというか、そういう接触の仕方なんですよね」。

どんなときにそれを感じるのかを尋ねてみると……。

「隣近所の人や介護の人と話していると、あまりにも親切すぎるわけですよね。ある意味じゃ。ひと言でいうと、腫れ物にさわるような感じですよ。何言ったって、まあまあ、聞いとこうという感じでしょ。それはやっぱり違うことは違うと言うべきだし、叱るとこはきちっと叱るべきだし、それでこそ、お互いに人として認め合ってることだと思うんですよね。あんまり人として認めてないということと。それは、我々にとっては不満というかね。本来の受け入れじゃないと思いますね。世の中にね、もっとほんとに自然に同じように受け入れてほしいんですよね」。

「みんな歳とったら同じようになるわけですから、2人に1人は。まだまだと思ってる人もいつかなる可能性があるんだから、そのへんをみんなが理解できれば、もっと自然体でやっていけるんじゃないかなと思うんですね」。

奥さんの一言ひとことにはハッとさせられます。

俺は青山仁だ

最年少の青山仁さん（56歳）は、「認知症患者」と呼ばれることに、違和感を感じています。

「(『認知症患者』と言われたら……)すぐいなくなります。ドロンします。とにかく、認知症とかって言われるのはイヤだね。自然に接してほしい。子どもたちなんか、すごい自然じゃないですか。自然っつうか、突っ込んでくるじゃないですか、どんどんどんどん。子どもたちと遊ぶのは楽しいよね。たぶん子どもたちも、『認知症の青ちゃん』じゃなくて、『遊んでくれる青ちゃん』。だから楽しい気持ちでぶつかってきて、楽しい気持ちになって、お互い楽しいになるわけですね。認知症だとか患者だとかいう色めがねで見てないですよね。まったく」。

青山さんのこうした思いは当然という気がします。

「DAYS BLG!」で皆さんのお話を聞いていると、ごく当たり前のことばかり。むしろ、少しおかしいのは世間のほうではないかと気づかされるのです。

part 3

私のホンネ

人は人。
おれはおれ。
すきなようにいきたい。

佐野光孝［68歳●静岡県］

何もすることがないのはいやです。
仕事ができることがうれしいです。
自分が役に立てているとうれしく、
自信がつきます。

M・Y
［90歳●大阪府］

うまく気持ちを言えないけど
皆さんと一緒に笑いたいんだよ
声を掛けてよ

村上昭三［71歳●広島県］

認知症は年をとったのだから当たり前。
よし、どっちが勝つか
勝負してやりましょう。
ある時、鏡に映る自分の顔を見て
嫌になりました。
そこでお化粧をしたら、
まだまだいけるなと元気がでました。
今は認知症も年寄りの勲章かと
すましています。

兒島光子［89歳●愛知県］

認知症　認知症と言われ
袖が涙で濡れる時
人の心の奥ぞ知るる

K・S［80歳●岐阜県］

デイサービスに今度の日曜日に
呼ばれている。
皆勤賞で表彰されることになった。
あなたのおかげ。本当にうれしい。
デイサービスへ行った日は、
帰ってくるとすっきりしている。
悲しかったことも忘れられる。

I・S
［79歳●東京都］

思いがけなくグループホームという施設に入ることになったとき、自分の人生の末がまさかこのような場所で迎えるとは思わなかっただけにショックであったことは確かですが、入居し、慣れてみると住めば都。それなりの安らぎと幸せとまではゆかずともユトリのあることに自身の末の安らぎを見つけ、そこで暮らすことに安住を見つめ、夜ベッドに入るとき、必ず一日の幸せを感謝し、明日への祈りとします。

吉田キヨ［93歳●北海道］

話をきいてほしいです。
自分の言いたいことが
わかってくれるとうれしいです。
誰かいつもそばにいてくれるので
うれしいです。
やさしくしてほしいです。

A・H［66歳●大阪府］

伝えてほしい、ありのままの声を

永田久美子●認知症介護研究・研修東京センター研究部長

認知症のことがずいぶん世の中に知られるようになりました。一方で、「認知症とは……」という画一的な見方やマイナスイメージが独り歩きし、息苦しい（生き苦しい）世の中になってはいないでしょうか。

そんな現状に風穴を開け始めているのが認知症の人たち自身です。一人ひとりが語る体験や思いが認知症の固定観念を塗り替え、「こんなふうに素敵に生きていけるんだ！」と大きなインパクトをもたらしています。「遠慮せず、ありのままをもっと語っていこうよ」。本書の一人ひとりがそう呼びかけているのだと思います。

体験している人だけが気づいている暮らしにくさ

認知症の人の中で何が起き、何が必要なのかに気づくことができない——。そのために、周囲の人は悪気はないものの、認知症の人の不安やストレスを駆り立て、生きづらさを大きくしてしまっています。

たとえば「一度にたくさんのことを言われて、ついていけず怖かった」「字はまだ読めるのに、文字がいっぱい過ぎてクラクラきた」「音がうるさくて、頭の中でガンガン響いて疲れ切ってしまった」などなど。認知症の一人ひとりが普段の暮らしの中でちょっと感じていることをつぶやくことで、私たちにはハッとさせられることがたくさんあります。気づいて配慮できることが多くあります。些細なことでもそれらを一緒に積み重ねていくことで、お互いが暮らしやすくなる場面がぐっと増えていくはずです。

●●●静かなる改善提案

安心や癒しを求めてたどり着いた医療や介護の場で、ショックを受ける認知症の人が後を絶ちません。医師や看護師、ケア関係者、時には受付の事務の人の言葉によって不安に陥ったり傷ついたりしている認知症の人は数多くいます。あるいは、待合室や診察室、病室がわかりにくかったり、居心地が悪かったり……。

不安や混乱が環境で作られているのに、「認知症だから仕方ない」とやり過ごされている残念な場合もあります。

体験した本人が伝えないと、物事はなかなか変わりません。「こんなことが辛い」「こうあってほしい」という素朴な思いをつぶやき続けてください。もし医師やケア関係者に言いにくかったら、家族や友人、あるいはどの町にもある地域包括支援センターにありのまま伝えてください。一人ひとりの声こそが改善につながる大事な提案です。

●●自分の町をもっと暮らしやすく

認知症の人が当たり前に過ごせるよう、医療や介護の問題以前に、町の中には変えていかなければならないことが無数にあります。スーパーや飲食店、銀行、交通機関などで、わかりにくかったこと、ヒヤリとしたこと、配慮してほしいことを、認知症の人が具体的に語ることが、本当にやさしい地域づくりの第一歩です。

また、最近、いろいろな業種や立場の人たちが認知症のことを学ぶ動きが活発になっています。認知症の人自身が講師役になってリアルな体験や素朴な気づきを語ってくれると、話を聞いた人は「役立った！」と大好評です。

町に出ると、戸惑ったり、怖いなと思うこともあると思いますが、どうか外出をあきらめないでください。そうした体験の中に自分の町を暮らしやすくしていく具体的な手がかりがあります。一緒に変えていきましょう。

●●もっと楽しく、元気な毎日を一緒につくろう

医療や介護の場では、認知症の人を対象としたプログラムが増えていますが、やりたくないことや性に合わないことを無理して行うのはストレスがたまって逆効果。自分がやりたいこと、好きなことをのびのびと楽しむことが一番です。

特別のプログラムではなく、地域の中にある趣味やスポーツの集まりに出かけたり、旅行に行ったり、これまでの楽しみを続ける、あるいは新しいことにチャレンジするという動きが格段に広がっています。仲間が増え、むしろ認知症になる前よりも毎日が面白く、元気になったという人もいます。

「認知症だからそんなことは無理」と周りに言われると、楽しみをあきらめてしまいがちですが、「こんなことをやってみたいなあ」と自ら伝え続けてほしい

と思います。伝えることで「いいね、一緒にやってみよう」という人との出会いがきっと生まれます。

●●●働き、稼ぎ、自分も地域も元気に

認知症になっても、歳をとっても、働きたい、稼ぎたいという人はたくさんいます。できないこともありますが、必ずもっている「できる力」を活かして、働き方や環境を工夫して仕事を続ける人、そしてそれを何とか応援しようという職場も少しずつですが増えてきています。

自治体によっては、本人と一緒に職場に出向いて働き方の相談やアドバイスを行う専門職がいるところもあります。地域の中でできる仕事を探し、無理なく続

けられる新しい働き方（家族や支援者と一緒に働き、二人で一人分の収入をシェアするなど）のトライも始まっています。

若者不足の時代。「働きたい」「それは難しいけど、こんなことならできる」と伝えてくれる認知症の人は、これから地域の貴重な存在です。その姿を通じて周囲の人たちも働くことの価値にあらためて気づかされ、勇気づけられます。

●●体験から生み出される工夫や発明

忘れやすい、時間や場所がつかめない、パニックになりやすいといった体験をバネに、暮らしの工夫をしている認知症の人も少なくありません。たとえば、外出前に慌てたり忘れ物をしないよう、お出かけ用品一式を目立つ色のメッシュのポーチにセットしておく、数が多いと手間取ったり混乱するので、服や物は最小限に処分し、自分で選べるようにするなど、ちょっとした工夫が他の人にも大いに役立ちます。認知症の人同士で互いに情報交換するのがお勧めです。

最近では、薬の飲み忘れを防ぐ機器を地域の高校生と一緒に開発したという話もあります。まさに必要は発明の母。「こんなことで困っている」「あんな物があるといいなあ」とつぶやいてほしいと思います。認知症をカバーして楽に暮らせるための便利な道具が次々と登場する時代が、すぐそこまで来ています。

次に続く人たちが一日も早く楽になりますように

認知症になっても、常識を超えて、前向きに元気に暮らしている人たちはたくさんいます。一人ひとりの底力・可能性は未知数だと実感する日々です。

一方、不安いっぱいの中で、体や生活のペースが乱れて苦しんでいる人、一見認知症が進んだと誤解されて無念の中で暮らしている人なども、決して少なくありません。その苦しさや失意の中で、黙さずに、どうか胸の内を声に出して伝えてほしいと心から願っています。声をあげると、きっと次の扉が開きます。

本書で語っている認知症の人たちも、同じような苦しみを経ながら少しずつ自分を取り戻した人たちです。次に続く人たちが一日も早く楽になってほしい。自分の中にまだまだある力を大切に、人生を楽しんでほしい。そんな願いのこもったこの一冊が、一人でも多くの人に届きますように——。

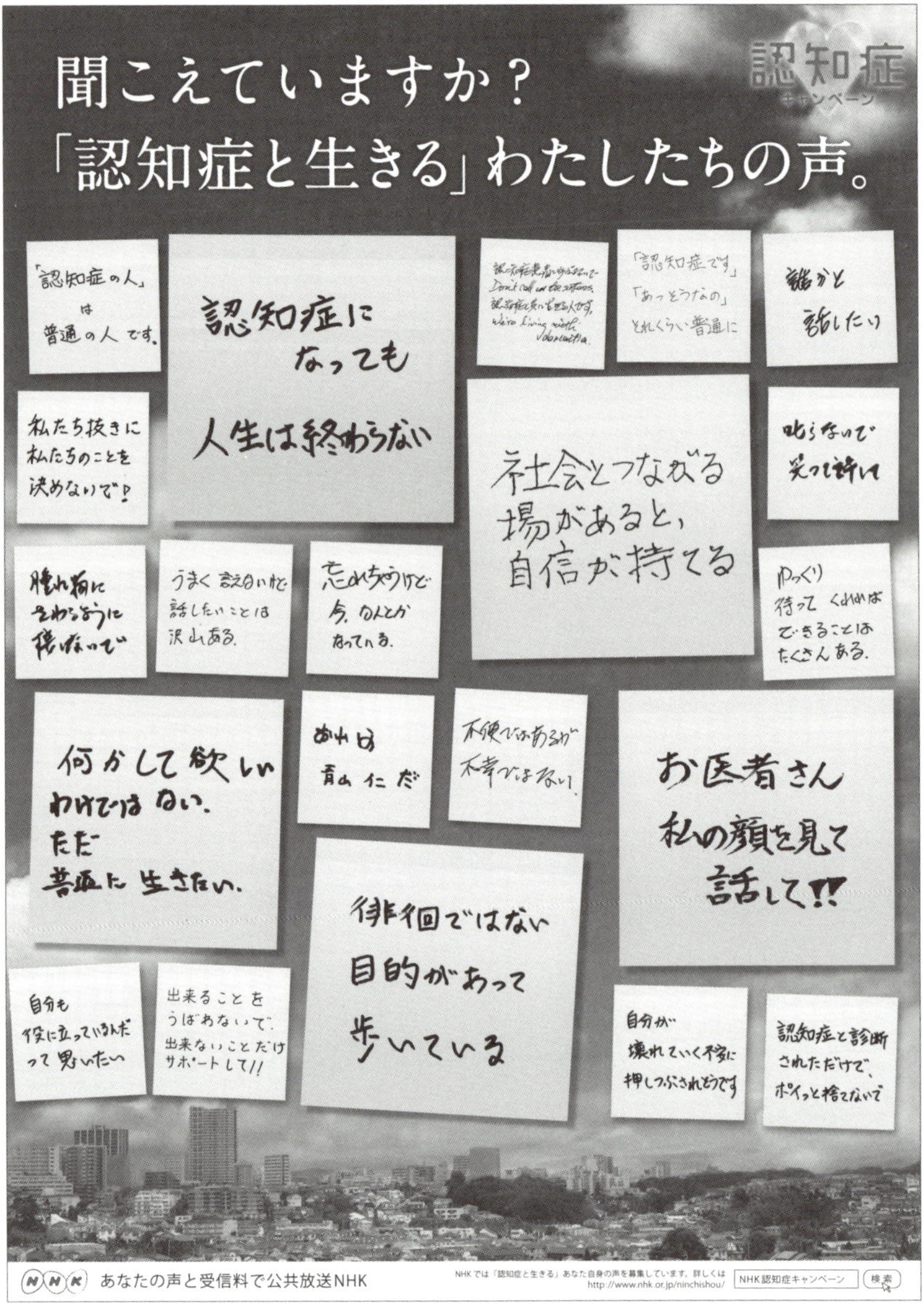
聞こえていますか？
「認知症と生きる」わたしたちの声。
認知症キャンペーン
「認知症の人」は普通の人です。
認知症になっても人生は終わらない
「認知症です」「あっそうなの」それくらい普通に
誰かと話したい
私たち抜きに私たちのことを決めないで!
社会とつながる場があると、自信が持てる
叱らないで笑って許して
うまく話せないけど話したいことは沢山ある。
ゆっくり待ってくれればできることはたくさんある。
何かして欲しいわけではない。ただ普通に生きたい。
不便ではあるが不幸ではない。
お医者さん私の顔を見て話して!!
徘徊ではない目的があって歩いている
自分も役に立っているんだって思いたい
出来ることをうばわないで。出来ないことだけサポートして!!
自分が壊れていく不安に押しつぶされそうです
認知症と診断されただけで、ポイっと捨てないで
NHK あなたの声と受信料で公共放送NHK
NHKでは「認知症と生きる」あなた自身の声を募集しています。詳しくは http://www.nhk.or.jp/ninchishou/
NHK認知症キャンペーン
検索

私たちの声をポスターにしました。

これらの言葉は、すべて認知症と生きる私たちの直筆によるものです。

「私たちの声を聞いてほしい」という社会へのメッセージ。

そして、「もっと声をあげよう！」という仲間へのメッセージ。

認知症と生きるあなた。

このポスターを見たら、空白をいっぱいにしてください。

認知症
キャンペーン

聞かせてください、「認知症と生きる」あなた自身の声。

認知症と診断されて、感じたこと。日々の中でつらかったこと、うれしかったこと。
どんな暮らしをしたいのか。医療や介護、社会や制度への提案など。
認知症になった「あなた自身」の本音を聞かせてください。

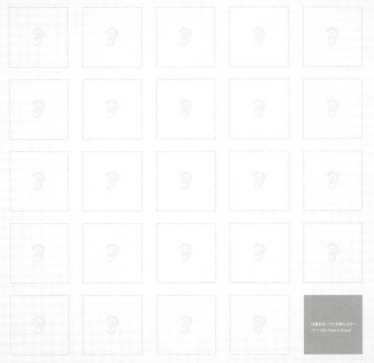

このポスターは、掲示板としてご活用ください。　このポスターには年齢以外の個人情報は記入しないようご注意ください。

NHKでは「認知症と生きる」あなた自身の声を募集しています。　メッセージの送付先は、NHK認知症キャンペーン窓口

手紙 〒150-8001 東京都渋谷区神南 2-2-1　FAX 03-3465-8010　メール ホームページから http://www.nhk.or.jp/ninchishou/　◎お名前 ◎年齢 ◎住所 ◎電話番号 or メールアドレス)

寄せられたメッセージは、NHKの番組内でご紹介させて頂くことがあります。代筆の場合は、「本人のありのままの声」「本人自身の意見」をお書きください。ご記入いただいた個人情報は、番組づくり以外の目的には使用しません。

NHK　あなたの声と受信料で公共放送NHK　NHK認知症キャンペーン　検索

あとがき

この本は、たくさんの認知症の方たちの声から生まれました。

私が出会った方々は、異口同音に、「診断されたあと、社会にある認知症のイメージに打ちのめされてしまう」とおっしゃいました。本当はそうでないことも多いのに。それだけ多くの方が、自分たちの本当に思っていることが伝わっていない、と感じていたということです。当事者の声を聞くという当たり前のことが、認知症に関しては当たり前になっていなかったということです。

2014年に日本でも批准された障害者権利条約には、Nothing about us without us.（私たち抜きに私たちのことを決めないで）という原則が謳われています。長い権利闘争の歴史の末、獲得した言葉です。まさに今、認知症についても、この原則が実現されなければなりません。

認知症の問題が日本で取り上げられるようになった、あの有名な「恍惚の人」のブームから40数年、社会の「認知症の人に聞いてもわからない」というとらえ方は、変わってこなかったのだと思います。自分たちのことを自分たちで話し合って決める、これは当たり前のことです。それを実現するために、これからも声をあげ続けている皆さんの声を、大きく太くしていきたいと思います。

最後に、本書の発行を一緒に進めてくださった青山仁さん、大城勝史さん、奥公一さん、兒島光子さん、佐野光孝さん、杉本欣哉さん、曽根勝一道さん、平みきさん、丹野智文さん、鳥飼昭嘉さん、樋口直美さん、福田人志さん、町田克信さん、村上昭三さん、村山明夫さん、吉田キヨさん、ならびに「DAYS BLG!」代表の前田隆行さん、その他ご協力いただいた多くの皆さまに厚く御礼申し上げます。

NHKディレクター●**平田知弘**

認知症の私たち

執筆者一覧

［五十音順］

青山仁　Aoyama Hitoshi

大城勝史　Oshiro Katsushi

奥公一　Oku Kouichi

兒島光子　Kojima Mitsuko

佐野光孝　Sano Mitsutaka

杉本欣哉　Sugimoto Kinya

曽根勝一道　Sonekatsu Kazumichi

平みき　Taira Miki

丹野智文　Tanno Tomofumi

鳥飼昭嘉　Torigai Akiyoshi

樋口直美　Higuchi Naomi

福田人志　Fukuda Hitoshi

町田克信　Machida Katsunobu

村上昭三　Murakami Shouzou

村山明夫　Murayama Akio

吉田キヨ　Yoshida Kiyo

本書は、NHKによる「わたしが伝えたいこと——認知症の人からのメッセージ」(2015年12月14日放映)に基づいて製作されました。

本書に対するご意見・ご感想をお待ちしております。

株式会社harunosora編集部

kabu.harunosora@gmail.com

FAX044-330-1744

B O O K S

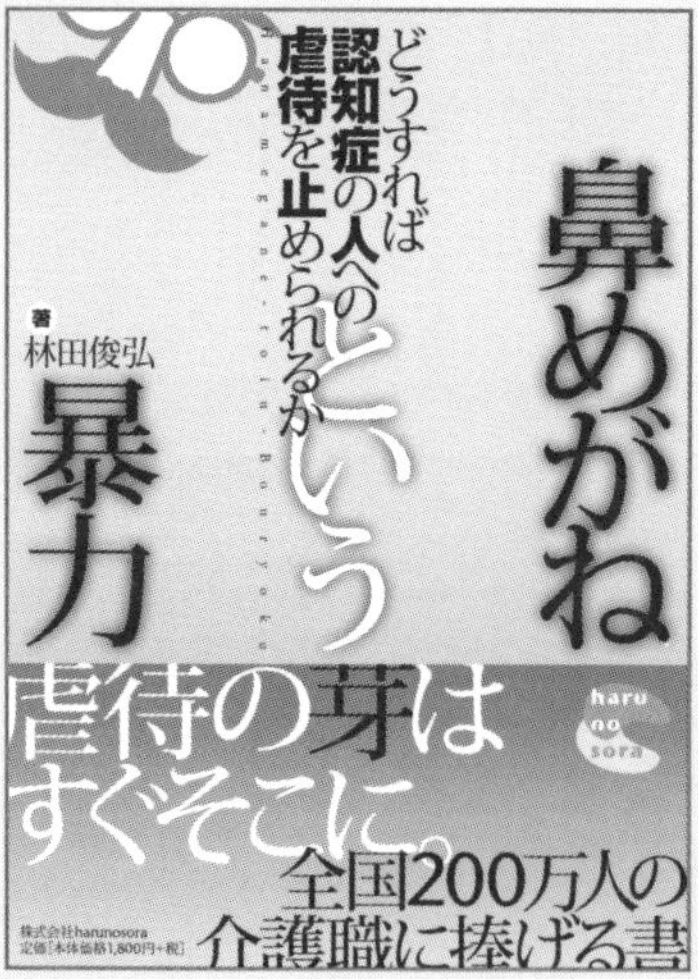

鼻めがねという暴力

どうすれば認知症の人への虐待を止められるか

老人ホームなどでの介護職による虐待が後を絶ちません。この本は、著者が、かつて特養の入居者にあやうく暴力を加えそうになった経験、ならびに現在運営するグループホームで起きてしまった虐待事件を振り返りながら、虐待が起こる原因について深く追究し、どのようにしたらそれを止められるのかを思考したものです。

著●林田俊弘
A5判●160頁●1,800円［税別］
ISBN978-4-9907364-4-6

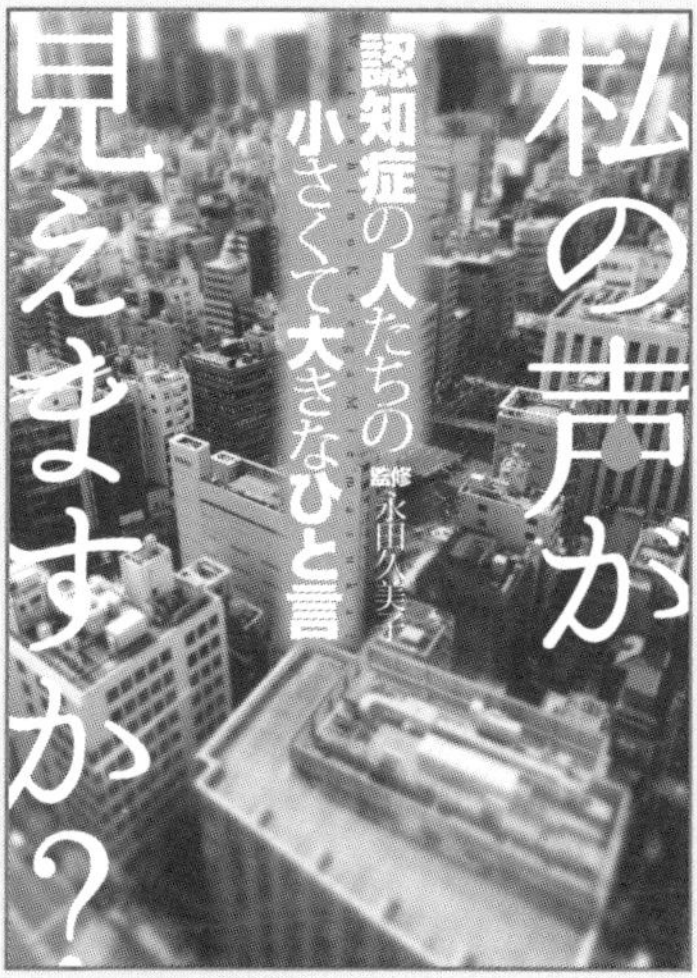

認知症の人たちの小さくて大きなひと言

私の声が見えますか？

「豊かな感情」「矜持」「思いやり」「人の役に立ちたいと思う気持ち」などを持ち続けている一方で、「絶望」や「不安」をかかえる認知症の人たち。本書は、こうした認知症の人たちが吐露したリアルな声や言葉をたくさん集めました。これを読むと、認知症の人のこと、認知症のことを私たちがいかに知らないか、思い知らされます。

監修●永田久美子
A5判●160頁●1,700円［税別］
ISBN978-4-9907364-3-9

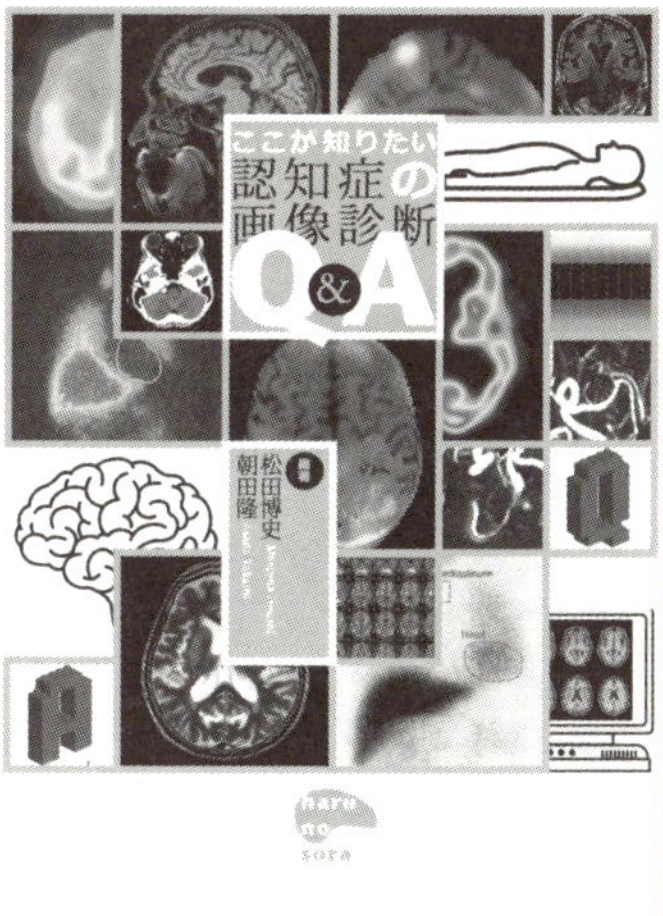

ここが知りたい 認知症の画像診断 Q&A

認知症医療では、原因疾患の鑑別がもっとも重要になります。ただ、臨床の場で出会う症例は典型的なものばかりではありません。それゆえ、診断の補助となる画像検査が大きな役割を果たします。本書は、認知症の画像診断について、症例をあげながら、エビデンスとともにその読影のポイント･コツをQ&A方式で解説。オールカラー。

編著●松田博史･朝田隆
B5判●208頁●3,200円［税別］
ISBN978-4-9907364-0-8

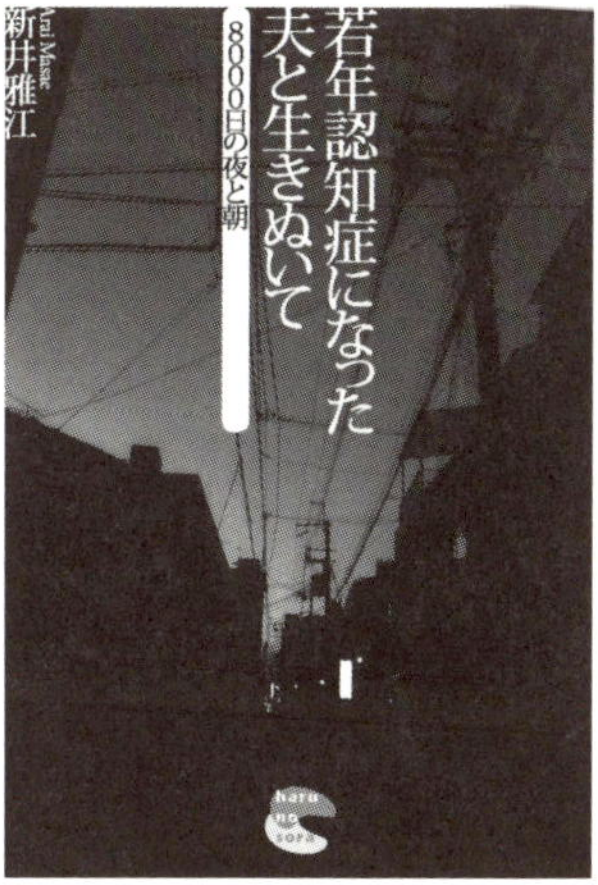

若年認知症になった夫と生きぬいて 8000日の夜と朝

私の夫は前頭側頭型の若年認知症でした。もの忘れや見当識障害だけではありません。万引き、暴力、異食等々……。夫は様々な異常行動を示しました。病名がわかるまでの紆余曲折、そして22年間という長きにわたる介護の日々は、修羅場の繰り返しでした。この本は、発病から他界までに至る、不安と希望の日々を綴った記録です。

著●新井雅江
A5判●80頁●800円［税別］
ISBN978-4-9907364-1-5

認知症になっても人生は終わらない

認知症の私が、認知症のあなたに贈ることば

2017年4月20日　第1刷発行
2019年10月10日　第2刷発行

著●認知症の私たち
協力●NHK取材班
発行所●株式会社harunosora《ハルノソラ》
神奈川県川崎市多摩区宿河原6-19-26-405
TEL044-934-3281　FAX044-330-1744
kabu.harunosora@gmail.com
http://kabu-harunosora.jimdo.com
印刷・製本●中央精版印刷株式会社
装丁・本文デザイン●尾崎純郎

ISBN978-4-9907364-7-7　C3036
定価はカバーに表示してあります。